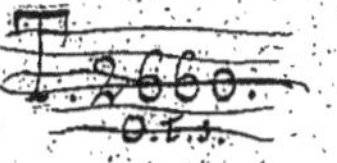

DE L'HÉMOSPASIE.

IMPRIMERIE DE L. BOUCHARD-HUZARD, RUE DE L'ÉPERON, 7.

De

L'HÉMOSPASIE,

OU

DÉPLACEMENT MÉCANIQUE DU SANG,

employée au traitement de diverses maladies;

PAR ARTHUR DE BONNARD,

DOCTEUR EN MÉDECINE DE LA FACULTÉ DE MONTPELLIER,
FONDATEUR DE L'INSTITUT HÉMOSPASIQUE,
CORRESPONDANT DE LA SOCIÉTÉ DES SCIENCES, ARTS ET BELLES-LETTRES
DU HAINAUT.

PARIS,

A LA LIBRAIRIE SOCIALE, RUE DE SEINE-SAINT-GERMAIN, 49;

chez l'Auteur, à l'Institut hémospasique,

RUE MONTMARTRE, 154.

1840

AVANT-PROPOS.

Cet opuscule, écrit par un homme encore inconnu dans la science, mérite cependant, par les faits qu'il contient, de fixer au plus haut point l'attention des amis de l'humanité.

Je pense, en effet, que les uns et les autres liront, avec un vif intérêt, les observations admirables que j'ai recueillies dans mon institut hémospasique. Elles démontrent jusqu'à la dernière évidence que nous possédons enfin des machines thérapeutiques bien autrement puissantes que tout ce qu'on a connu et rêvé jusqu'à ce jour.

Les personnes étrangères à notre art reprochent à la médecine de rester stationnaire quand tout marche autour d'elle : cette accusation est banale et privée de tout fondement. Considérez, en effet, l'épaisse et nombreuse phalange que forment tous les savants qui dirigent leurs pas vers le progrès général, et dites-moi si les médecins ne figurent pas aux avant-postes, comme des sentinelles vigilantes ayant leurs regards constamment fixés vers les points les plus éloignés et les plus obscurs de l'horizon scientifique. Si quelque savant découvre une vérité nouvelle, un corps, une combinaison encore inaperçus, aussitôt le médecin cherche les rapports qui pourraient exister entre ces êtres nouveaux et l'homme malade, cet objet, constant de ses soins et de ses méditations.

Aujourd'hui, l'esprit humain, délivré des entraves inquisitoriales qui enchaînaient la pensée, satisfait avec fureur son ardente soif de découverte. Le signal de la marche a été donné à toutes les sciences. Intrépides, elles se sont élancées dans les champs vastes et mystérieux de l'inconnu, pour y trouver d'abondantes et admirables récoltes. La médecine, leur sœur, n'est point restée en arrière, puisqu'elle s'est approprié leur découverte avec intelligence. Ainsi la chimie nous a donné le sulfate de quinine, l'acétate de morphine, les chlorures désinfectants, et bien d'autres produits encore; en outre, elle a simplifié les formules inextricables des anciens médecins, chargées de principes inutiles ou qui se neutralisaient réciproquement. La mécanique a payé son riche tribut en nous fournissant les instruments lithotriteurs, et tout l'immense matériel des machines orthopédiques. Notre honorable ami, le docteur

Louvrier, a trouvé un moyen de détruire les ankyloses les plus anciennes, en combinant ingénieusement la vis et le bras du levier. Armée d'instruments savants, la main audacieuse de l'opérateur a pénétré dans les régions les plus profondes de l'organisme. Enfin nous devons à la physique appliquée avec hardiesse la brillante création des appareils hémospasiques, qui sont loin d'avoir dit leur dernier mot.

Le médecin ne doit rester étranger à aucune partie des connaissances humaines; comme l'abeille matinale qui butine de fleur en fleur les sucs dont elle compose son nectar parfumé, il parcourt par la pensée les rameaux de l'arbre de la science pour en détacher les fruits applicables à son art. La médecine grandit de siècle en siècle; pareille à un fleuve majestueux qui parcourt des régions sans limites, elle reçoit, dans la course des temps, de nouveaux affluents, s'enrichit en avançant, agrandit ses eaux, et se perd par une large embouchure dans la mer immense des connaissances humaines.

Pour bien se rendre compte des progrès qu'a faits la médecine, et de ceux qui lui restent encore à faire (je parle de ceux que nous pouvons entrevoir, nous, hommes du XIXe siècle), il nous faudrait remonter le cours des temps passés, et voir ce que chaque découverte a pu donner à notre science. Ainsi, en négligeant les temps les plus reculés, pour récapituler les brillantes découvertes des quatre derniers siècles, qui, en s'échelonnant, ont changé la surface du globe, nous verrons la médecine profiter constamment des travaux faits dans toutes les directions, pour amener de nouveaux progrès dans l'art de guérir.

Guidé par son instinct aventureux, Christophe Colomb, s'enfonçant dans les profondeurs de mers inconnues pour trouver un équilibre à l'ancien monde, se heurte contre l'Amérique à laquelle il aurait dû donner son nom. La boussole, instrument aux sympathies mystérieuses, et nouvellement découverte, lui a montré, de son doigt immobile, le chemin à suivre au milieu d'un océan sans bornes connues alors. Quelle richesse de plantes médicinales fournies par ce nouveau monde, et parmi lesquelles nous distinguons le quinquina, pierre de fondation de tout traitement antipériodique, l'ipécacuana, le figuier, qui produit le caoutchouc, substance dont les usages sont aussi variés que ceux du fer, et sans laquelle il n'y a pas d'hémospasie possible.

Galilée et son disciple Torricelli mesurent le poids de l'air qui environne le globe, et, comme conséquence forcée, inventent le baromètre, qui nous donne, par l'étude de ses variations, un moyen sûr de suivre et d'apprécier les grands mouvements qui agitent l'océan atmosphérique, ce *mare nostrum* de toute la nature organisée. De ce moment, les appareils hémospasiques auraient dû être inventés, mais il plut à la Providence de laisser plusieurs siècles encore endormie cette force gigantesque qu'avait instinctivement pressentie Hippocrate quand il appliquait les larges ventouses des seins. Nous négligeons, comme n'ayant pas immédiatement trait à notre sujet, les travaux de Leibnitz, de Copernic, explorant l'immensité des cieux, et nous arrivons à Newton, qui trouve et formule l'admirable loi de l'attraction et de la gravitation universelles, qui gouvernent, à la fois, et les astres se balançant dans un mouvement harmonique, et les molécules, astres infinitésimaux, dont l'ensemble constitue l'essence de tous les corps. Cette découverte pénétra la médecine par tous ses pores, puisque tous les travaux de la chimie se rattachent à cette loi d'attraction, et que probablement elle joue un grand rôle dans les phénomènes physiologiques. Lavoisier emprisonne, pour les analyser, les gaz et les vapeurs ; il décompose et recompose l'eau, l'air, les terres, ces éléments des anciens, étudie la flamme et crée une nomenclature chimique rationnelle : il ouvre ainsi à deux battants les portes du temple de la chimie moderne, dont il prépare et pressent les admirables découvertes. De ce moment, la pharmacie simplifie ses procédés; on isole, pour s'en servir, les principes actifs des médicaments, et nous nous rendons compte des phénomènes chimiques de la respiration, cette fonction universelle chez tous les êtres organisés.

La vapeur, qui s'échappe inerte d'un vase ouvert, emprisonnée dans la chaudière bouillonnante, développe une puissance que le génie de l'homme emploie aux usages les plus variés, depuis l'usine, le bateau, jusqu'à la locomotive, qui fuit, rapide comme le trait, sur les rubans parallèles du chemin de fer.

Le médecin aussi, s'emparant de la vapeur, en tire d'immenses ressources et l'emploie comme véhicule de médicaments qui agissent sur la périphérie, et pénétrent dans l'économie par la large voie de l'asorption cutanée et bronchique ; il soulage d'autant l'estomac et les intestins, que trop longtemps on a regardés comme seuls propres à recevoir les médicaments qui doivent agir sur notre organisme.

Volta, en construisant sa pile, a retrouvé la force des Titans. Tout se décompose sous cette puissance presque sans limite, et la chimie ne connaît pas de moyen d'analyse plus juste et plus énergique. Appliquée à la physique, la pile de Volta nous donne le télégraphe électrique, qui, déjà, existe sur une échelle de plusieurs lieues; machine admirable, car son action est instantanée; en une seconde, en un centième de seconde, la pensée écrite à Paris sera lue à Marseille, à Madrid, à Saint-Petersbourg. Pour l'électricité, le temps et l'espace n'existent pas ; sa puissance est indéfinie, la vitesse incommensurable ! D'une autre part, Franklin n'a-t-il pas osé chercher la foudre dans les nuages pour la soumettre au frein de ses chaînes métalliques, et la diriger comme un coursier ardent, mais docile?

Le médecin ne pouvait laisser inerte pour lui cette force qui, peut-être, dirige tous les actes de la matière.

Déjà Galvani avait découvert l'électricité animale, qui joue un si grand rôle dans les mouvements vitaux, et qui, probablement, n'est point étrangère aux actes de l'intelligence; plus tard, on soumit l'homme malade à la décharge de batteries électriques, et on plongea dans ses chairs souffrantes des aiguilles agissant comme de petits paratonnerres.

S'il est vrai que le fluide nerveux ait la plus grande analogie avec le fluide électrique; s'il est vrai que le système nerveux ne soit qu'une machine électrique transcendante, dont plus tard nous pourrons entrevoir le merveilleux mécanisme, devons-nous désespérer de trouver, pour le fluide nerveux, des appareils qui le conduisent, l'accumulent, le disséminent, comme les instruments hémospasiques et d'autres agissent sur les liquides animaux? On doit regarder comme des essais grossiers tout ce qui a été tenté jusqu'à ce jour sur le système nerveux.

Aujourd'hui, Daguerre est parvenu à fixer l'image, cet être fugitif, en immobilisant, pour ainsi dire, le passage si mobile des rayons lumineux. Les appareils photographiques, unis au microscope, vont enfin donner de la réalité à tous ces mondes infiniment petits que chaque micrographe voyait et décrivait à sa manière, et nous descendrons plus avant dans les profondeurs mystérieuses de l'organisation presque inabordables jusqu'à ce jour, à cause de l'imperfection de nos instruments investigateurs.

L'énumération incomplète que je viens de faire nous prouve jusqu'à l'évidence que, loin de mériter le nom de science stationnaire, la médecine, participant au progrès général, a marché, comme toutes ses sœurs, à la conquête de l'inconnu.

Ainsi donc, au milieu de ce mouvement général des esprits, pourquoi la médecine n'aurait-elle pas aussi ses prodiges? Est-ce pour n'arriver à aucun résultat que l'anatomiste laborieux pâlit sur des cadavres, et qu'à la mort des malades commence pour nous une série de pénibles études sur la nature inanimée? La machine humaine, plus savamment analysée et soumise aux secousses produites par l'emploi des agents de la nature modifiés sur une large échelle, devait nous montrer de nouvelles combinaisons curatives, comme une harpe qui a refusé ses mélodies à une main inhabile, pour les prodiguer à l'instrumentiste plus familiarisé avec les vibrations de ses cordes harmonieuses. Les faits que nous rapportons sont extraordinaires; mais la chose mérite examen, et nous nous soumettons au jugement des hommes éclairés.

Il est deux espèces d'incrédulités : l'une, paresseuse et brutale, refuse à la fois la croyance et l'examen; l'autre, apanage des esprits sérieux et méditatifs, s'arme du doute comme d'un bouclier contre l'erreur; mais, désireuse d'apprendre, elle cherche les preuves, ouvre les yeux au jour, et s'incline avec respect devant la clarté lumineuse de faits bien constatés.

Cet opuscule manque d'ordre et n'est pas complet, j'en conviens. Je dirai, pour me justifier, que le temps et les matériaux m'ont à la fois manqué. J'aurais dû prendre la plume seulement lorsque toutes les maladies auraient passé au *criterium* de l'hémospasie, tandis qu'un grand nombre d'entre elles n'ont point encore été soumises à cette pierre de touche d'une exquise sensibilité. Cependant il m'a paru nécessaire de faire connaître les beaux résultats déjà obtenus, et c'est pourquoi j'ai publié ce mémoire, simple avant-coureur d'un ouvrage plus complet et plus laborieusement composé. Je baisse donc la tête devant la critique; sa tâche sera facile, puisque je lui donne prise de toute part. Du reste, je n'accorde pas à cet opuscule plus d'importance qu'il n'en mérite, j'en fais bon marché.

Je dois au docteur Briau, médecin recommandable par un savoir réel et par une véritable habitude de la pratique, mes remercîments sincères pour le concours qu'il m'a accordé quand j'ai créé mon établissement, et pour les soins qu'il m'aide à donner aux malades qui viennent se soumettre au traitement hémospasique.

Parmi les médecins qui se sont occupés de l'application en grand du vide à l'économie animale, il en est un, le docteur Junod, qui mérite une mention toute spéciale, à cause de son zèle, de son grand talent et de sa priorité incontestable dans la publication qu'il a faite d'une méthode trop peu connue encore et dont on appréciera plus tard les incalculables avantages.

DE L'HÉMOSPASIE (1)

OU

DÉPLACEMENT MÉCANIQUE DU SANG,

EMPLOYÉE A LA CURE DE DIVERSES MALADIES.

L'application du vide en grand à l'économie animale n'est point chose nouvelle. En effet, depuis plusieurs années, des médecins anglais, allemands, français, ont fait des recherches qui n'ont pas toujours réussi, à cause des difficultés matérielles qu'il fallait vaincre. Dès lors, l'application étant difficile, on n'a pas fait d'études suivies sur les effets thérapeutiques du vide employé avec énergie. Je me livre aujourd'hui à ce travail, qui, déjà, m'a donné de beaux résultats.

D'autre part, la science doit beaucoup au docteur Junod, qui, depuis plusieurs années, se livre, avec une louable persévérance, à la recherche des modifications que produit sur l'économie animale le vide appliqué sur une large échelle. Il a tenu au courant de ses travaux les corps savants qui lui ont donné les plus honorables encouragements. Nous pourrions citer des observations remarquables, recueillies par ce médecin aussi modeste que savant, si elles n'étaient suffisamment connues.

Mes premières conceptions, sur le sujet important qui nous occupe, datent de l'année 1828, époque à laquelle j'étais élève interne des hôpitaux de Lyon. Lié avec le docteur Polinière, un des praticiens les plus habiles de cette grande cité, je lui fis part, dès cette époque, de mes idées sur ce que j'appelais la méthode *pneumato-hémostatique*. Plus tard, le savant professeur

(1) Hémospasie veut dire déplacement, entraînement du sang. Cette dénomination vient de deux mots grecs, *αιμά*, sang, et *σπάω*, j'entraîne, j'attire.

Dubreuil, de Montpellier, le vicomte Napoléon Duchâtel, préfet des Basses-Pyrénées et frère de S. E. M. le ministre de l'intérieur et encore d'autres personnes notables, reçurent communication du programme dans lequel se déroulait toute la médecine hémospasique.

Je devais monter des appareils dans la maison orthopédique du professeur Delpech, à Montpellier, quand le plomb d'un assassin vint briser, par une épouvantable catastrophe, une des plus belles existences médicales connues. Depuis cette époque, éloigné des corps savants, privé des ressources nécessaires pour confectionner des appareils d'une grande précision, je perdis mon temps à lutter contre mille difficultés, n'ayant, pour me soutenir, qu'une foi inébranlable dans la bonté de la méthode que j'étudiais.

Encouragé par des résultats extraordinaires, je m'occupe sans relâche à élargir, de plus en plus, le champ d'application des appareils hémospasiques. Les maladies chroniques, qui font le désespoir des médecins, sont attaquées par moi dans tous les sens. Plusieurs guérisons que j'ai ainsi obtenues étaient tellement inattendues, qu'elles ont paru un vrai miracle aux personnes étrangères à la science, tandis que les médecins ont pu s'en rendre compte, tout en avouant qu'ils étaient loin de s'attendre à une puissance aussi gigantesque de nos appareils, et à des résultats aussi soudains et aussi brillants.

En effet, la médecine, avec toutes ses ressources, ne nous a point accoutumés à ces cures emportées d'assaut, s'il m'est permis de m'exprimer ainsi.

N'est-il pas curieux et admirable à la fois de voir des épanchements laiteux de la cornée, datant de plusieurs années, et produisant une cécité complète, modifiés dès la première opération et marcher vers une guérison presque instantanée, tandis qu'aucune méthode ne donnait même un espoir lointain d'amélioration !

L'amaurose, ou goutte sereine, a souvent marché vers une prompte guérison quand elle a tenu à une cause hyperhémique.

J'ai vu la cataracte elle-même reculer et nous faire espérer sa guérison, tant l'absorption est activée par l'hémospasie.

Les ophthalmies chroniques, qui, le plus souvent, sont rebelles aux moyens thérapeutiques les plus rationnels, cèdent presque toujours avec une grande rapidité au traitement que nous employons.

Nous avons arrêté les progrés du croup, et cela, avec un tel succès, que des médecins, arrivés quelques heures après le traitement, ont douté que les malades eussent été atteints de cette formidable affection.

Les angines et l'esquinancie ont souvent cédé après une heure de dérivation par l'hémospasie.

Des membres paralysés depuis plusieurs années ont repris leur mouvement après quelques séances dans mon institut.

D'après les premiers résultats obtenus sur quelques personnes affectées d'aliénation mentale, tout nous fait espérer de beaux succès dans le traitement de la folie, lorsqu'elle tient à une congestion des organes encéphaliques.

Quant aux maladies qui ont leur siége dans le poumon ou dans la plèvre et la muqueuse bronchique, elles ont presque constamment cédé à la puissance dérivative des appareils, quand il n'y a pas eu de ces lésions organiques qui enlèvent toute chance de guérison. Souvent, même dans ces cas désespérés, nous avons obtenu un soulagement notable, et c'est un beau résultat.

La marche que les hydropisies ont suivie est surtout remarquable. Les grands déplacements du sang, en vidant les vaisseaux qui environnent les liquides épanchés, ont activé l'absorption, au point qu'en quelques séances des hydropisies considérables ont disparu définitivement.

Nous avons combattu avec succés l'absence primitive et la suppression des règles quand les conditions organiques et la constitution des sujets étaient favorables. D'autres fois nous avons échoué, et ces revers nous ont mis sur la voie d'indications jusqu'à ce jour incomplétement étudiées.

Nous avons vaincu des affections rhumatismales, même

invétérées, tantôt avec les seuls appareils hémospasiques, tantôt en mariant leur action avec celle de la vapeur simple ou médicamenteuse.

Du reste, nous avons eu nos insuccès; le diagnostic laisse encore trop à désirer, dans bien des cas, pour qu'il n'en soit pas ainsi. Là, encore, les appareils hémospasiques ont rendu service en aidant puissamment le médecin à reconnaître le caractère de maladies rebelles à notre médication comme aux autres, et qui laissent difficilement deviner leur nature intime. Dans ce cas, nos instruments nous ont servi de pierre de touche.

Description des appareils hémospasiques. Leur action et les avantages qu'ils présentent. Inconvénients et danger des évacuations sanguines.

Les appareils hémospasiques sont constitués par de grandes cavités métalliques, en forme de bottes, qui reçoivent les jambes, et par des cylindres dans lesquels pénètrent les bras jusqu'à quelques pouces en dessous du pli de l'aisselle. Ces cavités sont fixées aux membres d'une manière assez exacte pour qu'ils soient isolés complétement, et sans aucune communication avec l'air extérieur. On adapte à ces récipients une pompe aspirante qui enlève l'air renfermé dans leur intérieur, et aussitôt le sang et les fluides de toutes les parties du corps se précipitent dans le membre isolé par l'appareil. Il se gonfle au point qu'au bout d'un certain temps il est doublé de volume, et qu'il a souvent acquis la consistance de la pierre.

Quand on a ainsi augmenté le volume d'une jambe, par exemple, sur une personne ordinaire, on a déplacé une quantité de sang égale à plusieurs saignées d'une livre chaque, et cela d'un bloc, d'un seul coup. Si l'on a opéré sur les deux jambes, on a donc entraîné, par ce double déplacement, une quantité considérable de fluides. Si, enfin, chose tout à fait inutile et qui pourrait même devenir dangereuse, on agissait sur les quatre membres à la fois, on serait complétement maître de la circulation, et par suite de la vie du malade, qu'on pourrait faire tomber en syncope et faire revenir à volonté.

Les figures 1 et 2 représentent des membres pendant et après l'opération.

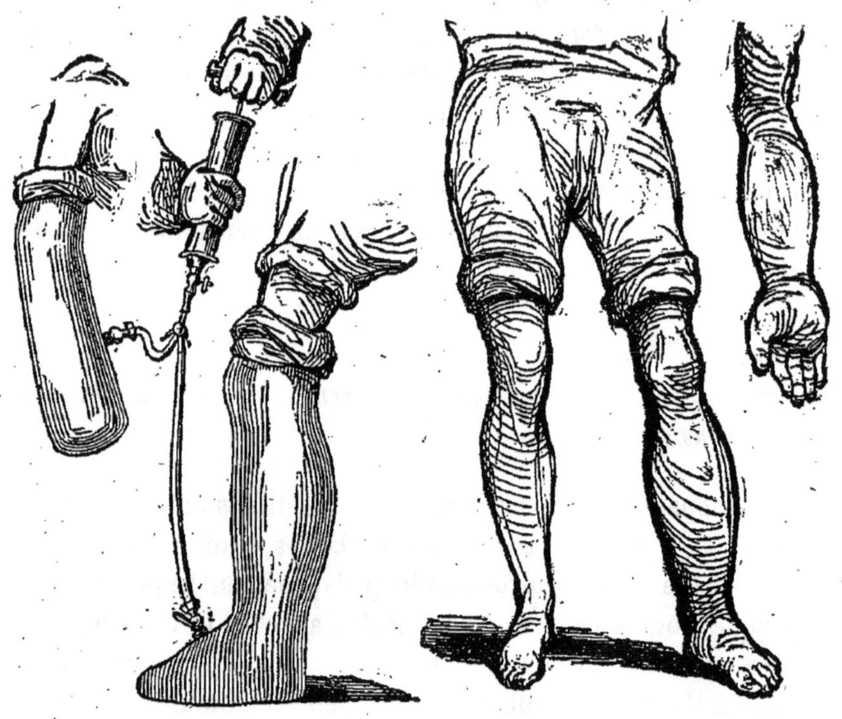

Pompe aspirante faisant le vide sur les membres.

Membres doublés de volume par l'accumulation du sang.

Si l'on veut savoir ce que deviennent les fluides abandonnés à eux-mêmes après l'hémospasie, l'expérience nous apprendra qu'en vingt-quatre ou quarante-huit heures ils rentrent dans l'économie, sans secousse, molécule à molécule; et si l'organe malade a conservé assez d'irritation pour attirer de nouveau le sang vers lui, la puissance de ce stimulus devient de moins en moins forte après chaque opération, jusqu'à ce qu'elle s'évanouisse complétement, et que, par suite, la maladie cesse faute d'aliment. Ainsi, je ne puis trop le répéter, il n'y a point de réaction brusque, et la stase du sang dans les membres ne donne lieu à aucun inconvénient. Les parties gonflées ne sont point endolories. Le plus souvent, les malades opérés dans les salles de mon institut se rendent à pied chez eux, et marchent presque aussi facilement que s'ils n'avaient point été soumis à l'hémospasie. Il m'est souvent arrivé de faire trois et quatre lieues à pied, montrant à mes amis étonnés une jambe double de l'autre en volume.

Je n'ai jamais provoqué d'accidents variqueux. Cependant j'ai pratiqué des hémospasies énormes, vingt, trente, soixante fois et plus, sur les mêmes jambes. Parmi les malades soumis à ce traitement, quelques-uns avaient la fibre molle qui appartient au tempérament lymphatique. Je fus d'abord étonné de ces résultats, car je m'attendais à des gonflements œdémateux et peut-être à une distension momentanée des veines. Les membres ont, au contraire, toujours repris leur volume primitif, et les tissus distendus sont revenus sur eux-mêmes sans rien perdre de leur élasticité ni de leur fermeté normales. Je me rends compte aujourd'hui de ces résultats en observant que les fluides déplacés séjournent non-seulement dans les gros vaisseaux, mais encore dans tous les tissus du membre, qui s'indurent et s'épaississent. Ils forment autour des vaisseaux une masse compacte qui les comprime et les recouvre complétement. Alors les conduits circulatoires disparaissent cachés sous les chairs engorgées, dans l'épaisseur desquelles ils demeurent comme incrustés; ils sont donc entourés d'une muraille solide qui les soutient de toute part.

Le degré de vide pratiqué dans les appareils est mesuré au moyen d'un manomètre; mais, le plus souvent, quand on a l'habitude de pratiquer l'hémospasie, on mène les opérations avec une grande sûreté, et sans avoir l'embarras d'un instrument mensurateur.

Dans un prochain mémoire, je donnerai la description d'autres appareils que je crée. Ils ne seront pas moins puissants que ceux qui fonctionnent aujourd'hui.

Est-il nécessaire de faire ressortir les avantages immenses que présente la nouvelle méthode? Armé des appareils hémospasiques, le médecin est le maître de la circulation; il entraîne les fluides en haut, en bas, à sa volonté. Toutes les fois qu'il le veut, il en prive les organes centraux au point de provoquer la syncope. D'un tour de robinet il rétablit la circulation pour l'arrêter de nouveau avec la pompe aspirante, et cela presque indéfiniment.

Les médecins les plus aventureux n'ont donc jamais rêvé un moyen plus puissant pour détruire les congestions. Son action paraît quelquefois miraculeuse, tant elle est soudaine. Elle jette dans un profond étonnement les spectateurs et les malades ; mais il est facile aux personnes de l'art de la comprendre et de l'expliquer. Cependant toutes les congestions ne cèdent pas également à ce gigantesque moyen ; j'en donnerai la raison quand je traiterai de chaque maladie en particulier.

L'action des appareils hémospasiques, aujourd'hui étudiée consciencieusement, complète l'histoire de la révulsion, qui avait encore bien des chapitres inachevés et qui n'est point aussi généralement applicable qu'on l'a cru jusqu'à ce moment.

Aussi nous avons échoué dans des cas où la théorie nous prédisait la réussite, pour obtenir, au contraire, des succès constants là où la science ne nous faisait espérer que des résultats douteux. Nous avons dû modifier notre manière de voir, et nous avons pensé que la théorie laissait encore à désirer. C'est alors que nous est apparue l'idée claire, lumineuse de la circulation siphonienne à laquelle obéissent tous les organes logés dans des cavités plus ou moins inflexibles et sans communication directe avec l'atmosphère. Cette disposition anatomique les met dans des conditions circulatoires mal étudiées jusqu'à ce jour, et dont je donnerai la théorie en traitant des maladies du cerveau et de ses annexes.

Hâtons-nous donc de le dire : toutes les maladies congestionnaires ne cèdent pas avec une égale facilité à la méthode hémospasique. On doit faire un choix intelligent, que l'habitude combinée avec la théorie peut seule donner. Il est déjà facile d'entrevoir que les inflammations qui céderont le plus vite et le plus facilement seront celles qui ont pour siége les organes sur lesquels l'action de l'air atmosphérique est immédiate. Les maladies des voies aériennes, et, en général, de tous les organes périphériques, sont dans ce cas. En effet, la pression de l'air étant incessante sur notre surface externe, si on la diminue sur les membres, il est clair que l'afflux local de fluides qui en résultera proviendra d'abord de la partie de l'organisme qui est le plus directement soumise à l'action barométrique de l'air. Or, la peau, l'œil, l'oreille, la gorge, les bronches et les poumons, offrent cette disposition ; ils seront donc les plus prompts à se dégorger. L'expérience confirme, du reste, ce que la théorie démontre.

L'action de nos appareils est également remarquable dans le traitement des hydropisies et autres épanchements. Les vaisseaux qui environnent de grands amas de liquides étant vidés par l'énorme déplacement que produit l'hémospasie, ils absorbent les fluides épanchés avec une rapidité qui confond toutes les prévisions de la science.

J'ai vu des hydropisies du péricarde et de la plèvre être résorbées en quelques heures, et l'action sécrétoire des reins et du canal intestinal être quelquefois augmentée autant que pourraient le faire les diurétiques ou les purgatifs.

Quand je parle de la prompte résorption des liquides épanchés, peut-être me soupçonnera-t-on d'avoir faussement diagnostiqué ces hydropisies, et d'annoncer ainsi comme vrais des résultats imaginaires ; heureusement que je puis lever tous les doutes à cet égard.

On connaît les épanchements qui se forment entre les lames de la cornée transparente, et qui masquent l'accès de la lumière dans l'intérieur de l'œil ; ces épanchements, quand ils ont lieu chez des malades scrofuleux, résistent longtemps à toute médication, et même souvent sont incurables.

Tous les malades atteints de cette affection grave que j'ai traités par l'hémospasie ont été modifiés, dès la première opération, et dans le courant de cette opération. Le liquide épanché a été absorbé en partie, en assez grande quantité, pour que les malades et les assistants s'en soient aperçus, la cornée prenant une couleur plus foncée qu'avant l'hémospasie, et cela d'une manière tout à fait évidente. C'est presque comme un effet du daguerréotype.

Une jeune fille avait un épanchement laiteux sur un œil, qui était perdu depuis cinq ans ; elle distinguait seulement le jour de la nuit. A la fin de la première opération, elle me voit parfaitement à travers la cornée, devenue évidemment moins opaque et qui s'est dessinée en prenant une couleur grise peu foncée.

Une malade admise aux Quinze-Vingts avait les deux yeux hydropiques et plus que doublés de volume ; une opacité considérable de la cornée la rendait complétement aveugle. Échappés de leur orbite, les yeux étaient aussi saillants que la partie supérieure et voisine du nez ; à la seconde opération, ils étaient rentrés dans leur orbite, et avaient repris leur volume normal,

Ainsi donc, nul doute ne peut rester. Le médecin est ici témoin oculaire de la résorption des liquides épanchés ; il suit pas à pas leur mouvement de retour dans le fleuve de la circulation générale.

Enfin, voici une dernière preuve de la puissance de l'absorption hémospasique. J'ai traité une dame attachée à la maison du docteur de La Barre, chirurgien-dentiste, rue de la Paix ; elle a une double cataracte qui est complète à droite. Quand cette dame vint me voir, cet œil était depuis longtemps perdu pour la vision ; dès la troisième opération elle a pu distinguer les couleurs avec son œil cataracté, qui, auparavant, lui refusait tout service. Je regrette vivement que des circonstances indépendantes de la volonté de la malade se soient opposées à la continuation de cette curieuse expérience que je reprendrai aussitôt qu'une occasion favorable se présentera de nouveau.

Et les observations que je cite ne sont point imaginaires. Mes salles d'opération sont constamment ouvertes, tous les jours, aux médecins, aux savants de toute sorte, et enfin aux curieux qui, lorsque les malades y consentent, se mettent en rapport avec eux, les examinent, et jugent *de visu*. Toutes les observations que je rapporte sont donc de notoriété publique.

On arrête souvent les inflammations aiguës avec une soudaineté admirable. La circulation étant abaissée jusqu'à son niveau le plus bas, la fièvre disparaît, et avec elle sont entraînés tous les phénomènes qui accompagnent l'irritation. Mais les choses ne se passent pas toujours ainsi ; le médecin doit faire un choix judicieux des inflammations qu'il veut combattre, s'il désire éviter les insuccès qui déprécient si facilement toute méthode apparue nouvellement à l'horizon de la science.

En comparant les évacuations sanguines, les révulsifs de toute nature et les purgatifs avec le déplacement mécanique des liquides animaux, nul doute qu'une immense supériorité ne soit reconnue au procédé hémospasique. En effet, l'ancienne méthode prive l'économie d'un fluide essentiel à la vie, et qui, dans bien des cas, n'est pas trop abondant ; le traitement hémospasique, au contraire, en soustrait momentanément une masse plus ou moins grande, agit mathématiquement sur l'économie pour produire une révulsion forcée, graduée à volonté, et d'une durée qui se mesure à la minute ; puis il rend à la circulation ce qu'il a temporairement arrêté. Le malade, que nulle évacuation forcée n'a ruiné, revient à la santé sans passer par le chemin étroit et accidenté de la convalescence, et ce n'est pas le moindre bienfait de l'hémospasie de supprimer, dans bien des cas, les évacuations sanguines et toutes ces pertes de liquides auxquelles expose le traitement antiphlogistique.

Les grandes évacuations sanguines, la diète prolongée, les purgations répétées, et toutes les dérivations que nous rangeons parmi les armes les plus précieuses de l'arsenal thérapeutique, ont l'inconvénient capital de jeter le malade dans une prostration qui prolonge indéfiniment la convalescence quand elle n'est pas rendue impossible.

En effet, on ne retire pas impunément de l'économie le sang, cette *chair coulante*, suivant la belle expression de Bordeu. Les solides, privés de cet élément indispensable à la vie, ressemblent à des architectes qui laissent leur édifice inachevé, faute de matériaux. Le médecin véritablement physiologiste produit donc à regret ces grandes déplétions sanguines ; car, il le sait, les forces, la vie s'écoulent par l'ouverture qu'a pratiquée la lancette. Dans bien des cas, il est vrai, une convalescence sagement conduite rend à la longue au malade ce qu'il avait perdu d'énergie ; mais, d'autres fois, aussi, les matériaux perdus ne se renouvellent plus, ou ne le font qu'à grand labeur et à longue perte de temps.

Affaiblis par le régime débilitant qui a tué l'inflammation, les malades manquent de force pour combattre les mille agents morbifiques qui les environnent et les attaquent à chaque instant. Les rechutes sont donc fréquentes. Comme on a tiré de l'organisme tout ce qu'on pouvait raisonnablement lui soustraire, alors le médecin reste la plupart du temps spectateur déplorable d'une nouvelle inflammation à laquelle la méthode évacuante ou de déperdition n'est plus applicable. Que faire? On tâtonne; on confie presque tout à la nature; on suit à la remorque une maladie qu'on ne peut plus diriger; on s'égare à poursuivre mille symptômes à la marche capricieuse; on ne commande plus au mal; il règne avec toute sa fatale puissance, car, avant la rechute qu'on a préparée, on a épuisé toutes les ressources de l'attaque.

On devrait donc écrire en lettres de bronze sur le frontispice du temple d'Esculape cet aphorisme d'Ambroise Paré : « *Le sang, c'est le trésor de la vie. Or je serai toujours d'avis que, pour saigner, on prenne conseil d'un docte médecin; car avec le sang l'esprit vital se perd, les forces s'affaiblissent et le corps se refroidit. On abrége ainsi la vie du pauvre malade.* »

Naguère nous avons eu notre grand terroriste médical, de bien loin dépassé par ses adeptes fougueux. Si le sang versé avait une voix, elle s'élèverait contre ceux qui, pour régler sa marche, le répandent à flots pressés. Aujourd'hui, sauf quelques exceptions, plus de saignées dans le corps humain; harmonisez, ne détruisez pas.

Eh ! que voulez-vous faire de ce malade dévasté que vous appelez un convalescent? Comment rétablir l'équilibre dans la marche des fluides quand il n'y a plus de fluides? Ce cadavre vivant, comment se défendra-t-il contre les attaques des agents morbifiques, conquérants impitoyables que rien n'arrête plus?

Car, pour lui, les corps les plus bienfaisants deviennent cause de maladie : ainsi l'air pur du matin, s'il ne se cache sous la cuirasse de vêtements épais, cet air va produire par son contact une pleurésie ou une fluxion de poitrine. Les aliments donnés en quantité raisonnable seraient un poison pour lui ; on les lui administre à doses médicamenteuses. La lumière du soleil l'éblouit ; qu'il craigne de trop marcher et modère l'exercice de la pensée.

C'est un vaisseau démembré, battu des vents et des flots, et faisant eau de toute part. Ce n'est pas la maladie qui l'a ravagé, mais le médecin, imprudent nautonier, qui a tellement enlevé de lest, qu'à chaque coup du vent ou de l'onde, le frêle esquif de la vie va s'abîmer. Le sang, c'est le capital des corps vivants ; malheur au médecin qui le prodigue ! C'est un dissipateur imprévoyant.

Ne croyez pas, cependant, que je veuille formuler ici un système général d'exclusion contre les évacuations sanguines. Il y a des phlegmasies qui atteignent les organes profondément situés dans les grandes cavités, et sur lesquelles nous n'avons pas encore bien étudié l'effet de la méthode hémospasique ; il y a donc encore trop de recherches à faire pour que nous puissions poser une règle générale ; mais, autant que possible, laissons à l'économie son fluide nutritif, sachons régler sa marche sans l'extraire ; car l'homme s'épuise par les saignées comme les nations par des révolutions sanglantes.

L'inflammation est un accaparement du sang par un organe aux dépens des autres. La machine humaine est alors nécessairement troublée dans son travail, et c'est pourquoi nous voyons surgir tous ces symptômes, cris d'anarchie et de détresse de la société organique bouleversée dans la distribution harmonienne des fluides.

Lorsqu'un organe s'est approprié trop de sang, quand il a élevé à son profit le niveau de la circulation, quand il a détruit l'équilibre de répartition des fluides, le médecin ne doit pas priver l'économie d'une trop grande quantité de sang pour éteindre l'irritation et forcer l'organe accapareur à une restitution qui, alors, ne profiterait pas aux autres ; il doit rétablir l'équilibre de répartition, arrachant les fluides à la partie irritée qui s'en est gorgée outre mesure.

Quand le sang gonfle les tissus en général et tend à faire irruption, il est en excès, il y a pléthore ; ouvrez la veine, l'exception confirme la règle.

Dans la plupart des autres cas, le trouble de la circulation provient non de l'excès des liquides dans les vaisseaux, mais d'une mauvaise direction de leur marche ; alors, au lieu de diminuer leur masse, répartissez-la plus régulièrement.

Les appareils hémospasiques le font, dans bien des cas, avec une précision mathématique ; le médecin qui les emploie est l'ingénieur de l'économie animale, étudiant constamment les lois de l'hydraulique et de l'hydrostatique vivantes faussées dans les maladies.

La pesanteur atmosphérique, qu'il modifie à son gré, et que le baromètre suit dans toutes ses variations, est un levier qui, appliqué à l'homme, peut théoriquement équilibrer 36,000 livres, poids énorme que nous fait supporter l'air qui nous environne et nous comprime de toutes parts.

C'est plus que le levier d'Archimède, car il a un point d'appui.

Les appareils hémospasiques rendent surtout d'immenses services dans différentes affections chroniques ; on sait jusqu'à quel point elles se montrent rebelles à toutes les médications : rien n'y fait. Le char de la vie, embourbé dans une ornière profonde, reste indéfiniment immobile dans cette mauvaise voie ; et c'est ainsi que les affections chroniques sont, à juste titre, un objet, non de désespoir, mais de terreur pour les médecins mal armés contre ces redoutables maladies.

Alors le procédé hémospasique apparaît avec toute sa grandeur ; comme on peut en user indéfiniment, si la nature a encore quelques ressources, il est rare qu'il ne trouve pas l'application de ce vieux proverbe : Aide-toi, le ciel t'aidera.

Les appareils hémospasiques déplacent, d'un seul coup, la valeur de plusieurs et même d'un grand nombre de saignées, suivant qu'on opère sur un ou plusieurs membres à la fois.

Le médecin peut renouveler ce déplacement tous les jours, indéfiniment, sans que la santé du malade en soit altérée. Qu'on réfléchisse à l'immense dérivation produite par ces déplacements successifs qu'on peut diminuer ou augmenter à volonté, et on aura alors l'explication de ces guérisons inespérées que nous avons obtenues. Les *stimulus* inflammatoires, vaincus par cette force incessante qui attire ailleurs les fluides, s'éteignent et s'anéantissent d'eux-mêmes toutes les fois que leurs ravages n'ont pas été assez profonds pour désorganiser les tissus, et le sang, obéissant à la puissance de l'hémospasie, quitte bientôt les voies de la circulation anormale dans laquelle ils l'avaient entraîné.

Si nous regardons l'organe irrité comme un pôle qui attire à lui les fluides, nous devons considérer les appareils hémospasiques comme établissant un autre pôle auquel on donne une force d'attraction qui fixe vers lui, momentanément, les fluides égarés ou plutôt entraînés par l'irritation.

Nous sommes arrivés, en opérant ainsi, à des résultats fabuleux, à la résorption d'hydropisies rebelles, à l'extinction instantanée du croup, au rétablissement subit de l'ouïe chez un jeune sourd et muet, et, enfin, à un commencement d'absorption de la cataracte. L'avenir de la médication hémospasique est donc immense. Tout le domaine de la thérapeutique lui est ouvert, et, comme Hercule au berceau, elle marche avec une force dont elle ignore encore la puissancee.

La circulation et l'innervation sont les deux fonctions mères de l'économie vivante; étroitement unies l'une à l'autre, elles marchent toujours d'un commun accord. Agir mécaniquement sur la circulation, c'est donc le plus souvent agir également sur l'innervation de laquelle dépend l'irritation, ce point de départ de tous les phénomènes pathologiques.

Les médecins qui voudront connaître la nature intime des maladies devront donc passer leur vie à étudier l'innervation et la circulation, et celui qui pourra gouverner le système nerveux comme nous le faisons du système circulatoire, celui-là aura trouvé le dernier mot de l'art de guérir.

Les médecins solidistes avaient exagéré l'influence des solides en supposant toute la vie en eux, et en regardant les fluides comme une masse inerte, seulement soumise à leur influence.

Les fluides vivent comme les solides, et partagent avec eux tous les actes vitaux.

Les fluides constituent la plus grande partie de notre être; les solides ne sont que les vases à parois minces qui les contiennent, les élaborent et les conduisent. Un cadavre desséché est réduit à quelques livres par suite de l'évaporation des fluides. Dans la santé, leur mouvement est harmonique ; ils oscillent dans les vacuoles des solides et dans les grands fleuves de la circulation, en se balançant dans un équilibre parfait. Leur répartition est uniforme ; si elle varie, elle est soumise à une périodicité constante. Tout s'enchaîne, tout se lie dans le grand cercle circulatoire.

CONSIDÉRATIONS GÉNÉRALES SUR LES MALADIES AUXQUELLES L'HÉMOSPASIE EST APPLICABLE.

Pour se former une idée bien nette de l'action des appareils hémospasiques, il est bon de jeter un coup d'œil sur les maladies auxquelles ce mode de traitement est spécialement applicable; en tête de toutes se trouve l'inflammation qui remplit, à elle seule, une grande partie du cadre nosologique.

Dans toute inflammation franche, on rencontre trois espèces de phénomènes morbides qui doivent spécialement fixer l'attention. Ces phénomènes sont l'irritation, symptôme purement nerveux, tenant à une modification difficile à déterminer de l'influx nerveux de la partie malade ; c'est elle qui donne aux fluides le signal auquel ils obéissent quand ils accourent sur le point irrité dans lequel se développent une douleur et une chaleur anormales. Cet abord des fluides constitue le second phénomène. Si l'irritation est un peu intense, le troisième symptôme se développe et se manifeste par un trouble dans la grande circulation. Alors les battements du cœur perdent leur rhythme et leur degré de force naturels pour en acquérir d'anormaux, et c'est ce qui constitue les symptômes qu'on appelle généraux, parce que tout l'ensemble des fonctions paraît être compromis.

Nous ne voulons ni décrire toutes les variétés du pouls, ni

énumérer les symptômes sympathiques qui peuvent se montrer dans les différentes inflammations; nous ferons seulement remarquer que, parfois, le cœur paraît avoir acquis plus d'énergie, et que, d'autres fois, au contraire, il semble qu'il ait perdu de sa puissance. Il y a quelquefois abaissement réel de la force du cœur; mais souvent aussi, ses forces sont opprimées seulement, de sorte qu'elles existent sous une forme latente, pour reparaître quand, par un moyen quelconque, on est parvenu à dégager les grands centres circulatoires ou les viscères profondément engorgées.

Or l'hémospasie n'a point une action directe sur l'innervation; par conséquent, elle ne guérit point en rétablissant directement le système nerveux dans ses conditions normales, c'est-à-dire en détruisant l'irritation, qui est l'état morbide de ce système; elle agit, au contraire, en déplaçant mécaniquement les fluides qui sont entraînés forcément loin de la partie malade. Son action se fait sentir directement sur la circulation capillaire, et c'est ainsi que les foyers inflammatoires sont vidés. La grande circulation est elle-même profondément modifiée : d'abord, le cœur précipite ses mouvements, sans augmenter l'ampleur du pouls; mais, bientôt, les pulsations artérielles deviennent lentes, la colonne sanguine diminue de volume au point de disparaître tout à fait, et la syncope ne tarde pas à se déclarer.

Quand, dans le début des inflammations aiguës, il y a une réaction générale intense, que le pouls est large et fréquent, que le cœur a plus d'énergie que dans l'état normal, on peut hémospasier avec force, et produire la syncope, suite d'un grand déplacement des fluides. Le plus souvent, tous les symptômes seront amendés, surtout si l'inflammation attaque des organes périphériques, c'est-à-dire en rapport direct avec l'atmosphère. Dans ce cas, la syncope n'est point un accident; c'est un bienfait des appareils qui provoquent d'énormes déplacements sans faiblesse consécutive.

Souvent la rémission des symptômes n'est que momentanée; l'irritation, un moment ébranlée, agit de nouveau sur la circulation et provoque la réapparition des symptômes locaux et généraux que l'hémospasie avait éliminés. Alors le médecin recommence sa puissante médication, et, le plus souvent, le succès couronne ses efforts persévérants. L'irritation, sans cesse attaquée dans ses effets, contrariée dans son action, diminue insensiblement, et finit par s'éteindre dans la solitude.

Une chose digne de remarque, c'est l'abaissement de température et la suppression des symptômes fébriles, résultats qui suivent constamment l'hémospasie quand on a provoqué le ralentissement ou l'anéantissement des pulsations artérielles. Ces faits nous démontrent jusqu'à quel point la chaleur fébrile suit pas à pas les modifications des mouvements du cœur, organe qui sert ainsi de thermomètre de la chaleur animale.

Il arrive très-souvent que la fièvre disparaisse définitivement dans le cours d'une première hémospasie, et avec elle sont anéantis les symptômes inflammatoires locaux. Dans ces cas, il est évident que l'action de l'hémospasie s'est fait sentir jusqu'au système nerveux, dont la vitalité a été profondément modifiée par le changement ou plutôt par l'arrêt de la circulation. Ainsi, nous ne pouvons trop le répéter, le plus souvent, le médecin doit provoquer la syncope produite ici par une anémie momentanée dans l'organe malade et dans une grande partie de l'économie ; mais cette règle n'est point sans exception, parce que tous les organes ne sont pas dans des conditions de physiologie identiques, et que chaque inflammation a ses exigences spéciales que le praticien doit toujours respecter.

Quand l'inflammation n'a provoqué qu'une anomalie locale de circulation, quand nulle tempête ne s'est élevée dans le grand fleuve circulatoire, alors la tâche de l'hémospasie est plus simple et plus facile ; souvent elle détruit, avec une remarquable promptitude, les accidents locaux : par suite, l'irritation est radicalement éteinte, et la guérison succède tout à coup à des phénomènes irritatifs qui duraient depuis un temps indéfini.

Beaucoup de maladies chroniques se présentent avec ce caractère de simplicité. Nous pourrions citer le catarrhe chronique des bronches, l'ophthalmie chronique, les épanchements inter-lamellaires de la cornée transparente, etc. Ces affections ont quelquefois acquis droit de domicile par une longue durée, et cependant peu de jours suffisent pour les détruire, sans que rien ne m'ait jusqu'à présent donné lieu de redouter des rechutes. Nous devons regarder l'irritation comme étant presque éteinte dans ces maladies, soumises à une congestion qui semble tenir plutôt à l'habitude qu'à une modification nerveuse, qu'à une irritation proprement dite. En suivant l'échelle décroissante de l'irritation, on devrait peut-être inscrire ces maladies au-dessous des sub-inflammations, car leur puissance d'innervation paraît moindre que dans des phlegmasies de l'ordre le plus inférieur. Notez bien, du reste, que je ne voudrais pas mettre toutes les bronchites, ni les ophthalmies chroniques dans ce cadre de congestions non irritatives; il en est, et en grand nombre, dans lesquelles on ne peut méconnaître les caractères qui constituent de véritables phlegmasies.

Nous avons seulement voulu exprimer que dans toute inflammation franche il y a trois natures de symptômes : l'un, le chef, la tête de la maladie, qui appartient au système nerveux et que nous appelons irritation; les deux autres, conséquence du premier, appartiennent l'un à la circulation capillaire, et constituent les symptômes locaux; l'autre dépend du trouble de la grande circulation et donne naissance aux symptômes généraux.

Or l'hémospasie a une action d'autant plus prompte, que la maladie est plus simple, a moins de membres; elle réussit surtout là où les évacuations sanguines sont impuissantes et se crée ainsi, dans la thérapeutique, un large domaine, qu'elle exploite sans concurrence. Attaquons de préférence les affections chroniques congestives avec sub-inflammation ou même sans inflammation aucune, et qui ont pris pour siége des organes périphériques. L'hémospasie a la plus grande chance de réussite là où le traitement antiphlogistique échoue fréquemment; souvent alors elle agit non comme simple révulsif, mais comme absorbant : pour lui donner ce degré d'énergie, il est nécessaire de l'employer à haute dose. C'est l'*hémospasie jugulante*, plus énergique et bien autrement innocente que les *saignées jugulantes* de M. le professeur Bouillaud.

Pour attaquer rationnellement une inflammation, il faudrait non s'adresser à la circulation, qui n'est troublée que consécutivement, mais bien au système nerveux, source primitive des symptômes inflammatoires, et alors, l'irritation étant jugulée, tout disparaîtrait. Un jour, peut-être, on parviendra à produire des déplétions nerveuses comme nous en produisons de sanguines; nous pourrons alors régulariser, harmoniser la marche du fluide nerveux, et ce sera probablement le dernier mot de l'art de guérir.

Il est un autre ordre d'affections auxquelles on ne doit appliquer l'hémospasie qu'avec prudence; nous voulons parler des maladies dites putrides, typhoïdes, malignes, adynamiques, dans lesquelles on observe à la fois un désordre profond de la vitalité nerveuse, que rien ne prouve être analogue à celui que nous appelons irritation, des anomalies souvent immenses, radicales dans la circulation générale et capillaire, et enfin une altération de composition des fluides animaux, circonstances graves qui entraînent après elles une anarchie de toutes les lois vitales, bouleversées dans leur coordination harmonique.

S'il est difficile d'analyser ces affections dans lesquelles toute l'économie semble compromise, cependant on peut reconnaître quelques larges symptômes qui semblent servir de point de départ à mille phénomènes qui se groupent autour d'eux et qui s'en détachent comme des rameaux partant d'un tronc commun.

Un symptôme fréquent, immense dans ses conséquences, c'est la congestion d'un organe important, comme le cerveau, le poumon, le foie, partie ou totalité du tube digestif, etc. Cette congestion alarme toujours le médecin, et paraît être la cause matérielle la plus prochaine de la mort.

C'est une véritable *hémospasie morbide*, qui, prenant pour siége un viscère indispensable aux fonctions de la vie, trouble tous nos mouvements organiques. Elle réveille anormalement des sympathies qui, s'irradiant dans tous les sens, produisent consécutivement l'altération des fluides, parce que les fonctions de la chimie vivante sont enrayées ou perverties dans leur travail. Un immense danger environne donc ces hémospasies pathologiques, et force le médecin à recourir au déplacement mécanique des fluides sur un point isolé de l'économie.

On a tout avantage à pratiquer l'hémospasie artificielle, car elle est sans danger, puisqu'on provoque la congestion des fluides sur une partie dans laquelle se passent des actes chimiques peu intenses; bien plus, la partie hémospasiée artificiellement n'est point, à la rigueur, indispensable à la vie, comme les amputations nous le démontrent. Si nous remarquons encore que ce déplacement mécanique du sang ne produit point d'accidents généraux, puisque l'arbre nerveux, source de toute sympathie, n'est pas ébranlé, et que l'engorgement mécanique se fait à l'écart et dans le silence de toute réaction, nous concevrons l'avantage qu'il y a de remplacer l'engorgement d'un organe interne indispensable à la vie par le gonflement mécanique d'un membre, puisque, dans le premier cas, la congestion morbide est accompagnée de phénomènes très-compliqués, tandis que, dans le second, on produit une maladie artificielle purement locale, qui se termine nécessairement par résolution à cause de l'absence de l'irritation.

Cependant il serait imprudent de provoquer des hyper-hémospasies, parce que l'abaissement général ou la perversion de l'innervation, la décomposition de liquides, etc., etc.; toutes ces conditions défavorables pourraient amener dans le membre opéré une stase permanente des liquides, et peut-être des symptômes d'inflammation locale non franche, mais participant au mauvais caractère de la maladie que le médecin combat.

Plusieurs hémospasies faibles, fréquemment renouvelées, nous ont souvent bien réussi, et nous pensons qu'on doit toujours opérer avec une grande prudence si l'on veut éviter des accidents qui pourraient devenir formidables.

M. le professeur Marjolin et le docteur Henry Saint-Arnould ont été témoins des beaux résultats qu'on peut obtenir dans les fièvres putrides, en suivant la méthode prudente des faibles hémospasies ou hypo-hémospasies fréquemment répétées, pour produire une dérivation constante sans amener une grande accumulation des fluides dans les membres soumis à l'action des appareils.

Mais toutes les congestions ne cèdent point avec une égale rapidité. Le cerveau, le poumon, le foie, la muqueuse digestive, le péritoine présentent chacune des conditions qui leur sont propres, et qui font varier les résultats. Nous développerons plus amplement cette doctrin en traitant des maladies propres aux divers viscères. Mais le sujet ne sera que faiblement ébauché, parce que nous ne possédons pas encore un nombre de faits assez grand pour établir une statistique exacte, seul point de départ d'une théorie prenant pour base inébranlable l'observation consciencieuse des faits.

DE LA CIRCULATION DANS LE CERVEAU, ET CONSIDÉRATIONS GÉNÉRALES SUR LES MOUVEMENTS DES FLUIDES ANIMAUX.

Du moment où les instruments hémospasiques furent créés, les praticiens conçurent les plus brillantes espérances sur les résultats avantageux que donnerait leur emploi dans les congestions du cerveau ou de ses enveloppes.

En effet, ces maladies étant constamment traitées par les évacuations sanguines aidées par les dérivatifs sur le canal intestinal, et par les révulsions sur la peau, et ce traitement étant aujourd'hui reconnu le plus rationnel, comme les appareils hémospasiques produisent la plus large soustraction de sang qu'on puisse espérer jamais amener, on devait tout attendre de leur emploi dans la thérapeutique de ces redoutables affections.

Nous avons eu souvent à nous en louer; cependant leur impuissance ayant été constatée dans des cas où nous devions avoir pleine confiance en leur action, tout nous démontra promptement que, dans la recherche du mécanisme des maladies cérébrales, une donnée importante nous manquait, donnée nécessaire pour dégager l'inconnue, qui se révélait à nous par des symptômes encore mal analysés.

Expliquons-nous. J'ai traité un grand nombre d'angines et des esquinancies rebelles; plusieurs cas de croup se sont également présentés à moi. Quand, au moyen de mes appareils, j'ai fixé dans les extrémités inférieures une grande quantité de sang, j'ai vu constamment disparaître les symptômes de l'angine, de l'esquinancie et du croup. Souvent cette disparition a été définitive, et d'un seul coup ont été enlevées ces maladies, quelquefois singulièrement tenaces. Quand les symptômes ont reparu, une nouvelle hémospasie les a détruits, de telle sorte que le médecin a toujours dominé le mal dont la puissance a été inférieure à celle du procédé employé pour le combattre.

Les différentes irritations du poumon et de ses membranes constitutives ont présenté d'analogues résultats. Les maladies inflammatoires de l'œil se sont comportées comme l'ont fait la muqueuse laryngo-pharingienne et les organes respiratoires.

Pourquoi les congestions encéphaliques ne se sont-elles pas résolues également, quand elles ont été attaquées par le même moyen? A-t-on dû l'attribuer à la nature particulière de la partie malade ou à quelque autre condition encore inaperçue? Mais, si des organes de nature diverse se sont comportés de la même manière, étant attaqués par le même procédé opératoire, pourquoi le cerveau ferait-il exception? Les praticiens physiologistes ne croient pas à cette différence de résultats, puisqu'ils combattent par un même moyen et les inflammations du cerveau, et celles de l'arachnoïde, et celles de l'œil, et celles du poumon, et les gastrites, et les entérites, et les métrites et métro-péritonites, et toutes les inflammations en général. Est-ce que par hasard le cerveau irrité viendrait apporter un éclatant démenti à la règle que les médecins ont posée, et qui consiste à enlever du sang et à dériver toutes les fois qu'on veut détuire une congestion inflammatoire?

Réfléchissant à ce grave sujet, je ne tardai pas à m'apercevoir que le cerveau est soumis, avec ses annexes, à des conditions circulatoires particulières qu'il est important d'étudier, afin que le médecin ne parcoure pas en aveugle le labyrinthe constitué par les symptômes nombreux et variés que présente la congestion de cet organe central de l'innervation.

Ce sujet est important et mérite toute notre attention; qu'on ne s'étonne pas si nous prenons l'explication de loin ; c'est une démonstration rigoureuse qui ne peut être complète qu'après la connaissance préliminaire de certains points de la circulation encore mal étudiés.

L'air atmosphérique entoure le globe de toute part, et forme, à sa surface, une couche ayant quinze à seize lieues d'élévation ; il comprime la terre et les mers avec une force égale au poids d'une couche de mercure, haute de 0 mèt. 760 mill. (28 pouces), et uniformément répandue sur le globe, ou égale à la pesanteur d'une couche d'eau haute de 10 mèt. 67 millim. (32 pieds), couvrant également toute la périphérie de la terre. C'est pourquoi le mercure du baromètre monte à 28 pouces, et c'est également pourquoi l'eau s'élève à 32 pieds dans un tube tout à fait vide, c'est-à-dire qu'on a soustrait à l'action de la pesanteur atmosphérique.

Si on pose, dans ce tube, un diaphragme à 2 pieds, par exemple, du niveau inférieur de l'eau qui a monté dans son intérieur, et, si l'on retire le liquide supérieur, ce diaphragme sera poussé de bas en haut par une force égale à la pesanteur de la colonne de liquide qui le surmontait, et qui avait 30 pieds d'élévation. C'est évident. Si la pesanteur atmosphérique cessait d'agir sur la surface du liquide, l'eau ne monterait plus dans ce tube, tout reviendrait de niveau, et, en supposant toute disparition de la pesanteur atmosphérique, ce diaphragme ne supporterait aucun effort ni par sa surface supérieure, ni par l'inférieure.

Si, au contraire, on doublait la pesanteur de l'atmosphère, comme elle tendrait à faire monter l'eau dans le tube, non plus, à 32, mais bien à 64 pieds, le diaphragme, posé à 2 pieds du niveau inférieur de l'eau, résisterait à une poussée de 62 pieds du liquide, par cela même qu'il s'opposerait à son ascension à 62 pieds au-dessus du point où il est fixé.

Avant d'aller plus loin, il faut être bien fixé sur ce que je viens de dire. Tout dérive de ce point de départ.

Les hommes, comme tout ce qui existe à la surface du globe, vivent plongés au fond de l'océan atmosphérique, qui les cerne et les comprime de toute part; ils y vivent exactement comme le poisson dans l'eau. L'air, nous comprimant en tous sens, nous fait supporter un fardeau égal au poids d'un parallélipipède rempli d'eau, ayant pour base les surfaces cutanée et bronchique réunies, et pour hauteur 32 pieds, ou celui d'un parallélipipède ayant même base, mais 28 pouces d'élévation, et rempli de mercure. Sur une personne de grandeur ordinaire, en estimant à 12 pieds carrés les surfaces cutanée et muqueuse bucco-oculo-auriculo-bronchique réunies, on ne peut pas apprécier à moins de 34 à 36,000 livres cette pression de l'atmosphère sur nous.

Et c'est elle qui, agissant comme la main sur une éponge qu'elle pressure de tous côtés, tient les liquides prisonniers dans l'intérieur de notre économie. Si tout à coup la pression de l'atmosphère disparaissait, nous éclaterions comme des bombes, nos fluides se vaporisant dans l'espace, et bien peu de chose resterait de nous. Quand nous montons au sommet des montagnes ou que nous nous élevons en ballon, comme la pression de l'atmosphère diminue, les fluides étant moins comprimés abondent à la surface du corps, et dégagent d'autant les organes centraux.

Dans le vide, le sang arrive avec une telle force à la périphérie, qu'il se manifeste souvent des hémorragies par les points qui offrent le moins de résistance, c'est-à-dire par les membranes muqueuses, qui sont bien plus vasculaires, plus molles et plus perméables au sang que ne l'est le tissu cutané; bien plus, lorsqu'on a de beaucoup diminué la pression de l'atmosphère, la peau elle-même se laisse traverser par le sang, fortement décentralisé. Ce fluide traverse d'abord ses parties les plus fines, qui présentent, par conséquent, une moindre résistance à son issue.

Les corps combustibles renfermés dans un obus ou dans une mine qui font explosion suivent également la ligne de moindre résistance; ainsi là, encore, la nature vivante obéit aux lois qui régissent les corps inorganiques, et tout peut, jusqu'à un certain point, être prévu et mesuré mathématiquement.

Mais les organes intérieurs sont-ils également dégorgés par ce grand mouvement périphérique? Non, et il ne peut en être ainsi, puisque les conditions circulatoires ne sont pas les mêmes pour tous les viscères.

Ainsi le cerveau étant renfermé dans une boîte hermétique sans nulle communication avec l'air extérieur, il échappe naturellement à l'action directe de la pesanteur atmosphérique ; alors le sang y arrive en obéissant à la loi qui fait monter le mercure dans la colonne barométrique, et qui précipite l'eau dans le corps de pompe, pour qu'elle s'arrête à 32 pieds de haut, point où elle fait équilibre à la pression ordinaire de l'atmosphère. L'air qui comprime le corps de toute part chasse donc avec force le sang dans la cavité crânienne. Si le sang avait la pesanteur spécifique de l'eau, et si le crâne était à 32 pieds au-dessus des masses liquides réunies dans les vaisseaux et dans le tissu cellulaire, ce fluide, chassé par la pression de l'air, s'élancerait jusqu'au cerveau et l'arroserait dans tout son arbre vasculaire; arrivé par les artères, il descendrait par les veines, en suivant une véritable circulation siphonienne.

Mais, si l'on diminuait la pression atmosphérique, le sang ne pourrait plus monter jusqu'à 32 pieds, et le cerveau ne serait plus vivifié par ce liquide; il serait dans un état parfait d'anémie, à moins qu'il n'eût devers lui une puissance de succion, d'aspiration, de capillarité qui suppléât à l'insuffisance de la pression atmosphérique.

Toutefois le cerveau n'est point à 32 pieds au-dessus des fluides; il est, au contraire, fort rapproché de leur masse : dès lors ils lui arrivent avec une force de projection qui les lancerait bien au delà de cet organe, si son tissu capillaire n'était doué d'une résistance suffisante pour s'opposer à ce *raptus*, et s'il n'était secondé par la boîte crânienne et par les liquides intermédiaires qui constituent un tout, plein, sans aucun espace vide.

Puisque les fluides lancés par la pression atmosphérique ont tendance à dépasser de beaucoup le niveau d'élévation que présente le cerveau par sa position topographique, on conçoit qu'un vide médiocre produit sur d'autres parties ne puisse vider cet organe; il diminue seulement l'effort du sang qui abonde au cerveau et qui tend à le dilater.

Si nous mettions l'homme entier sous le récipient d'une machine pneumatique, nous devrions abaisser jusqu'à deux pouces seulement la hauteur du mercure dans le baromètre, pour que le sang arrivât au cerveau sans tendance à aller au delà. Nous aurions diminué des six septièmes la pression atmosphérique; mais depuis longtemps tous les tissus périphériques auraient été dilacérés, broyés par l'abord des fluides, et le patient aurait péri dans le début de cette gigantesque expérience.

Le vide pratiqué sur une partie du corps au moyen de nos appareils hémospasiques n'agit donc point en vidant le cerveau, quelque abaissement qu'on ait produit dans la pression atmosphérique et quelque énorme que soit la dérivation sanguine amenée par ce procédé.

La pression de l'atmosphère agissant sur les autres parties du corps suffit pour chasser le sang dans le cerveau, et le lancerait bien au delà sans la force de résistance que possède son tissu capillaire.

L'irritation, qui a pour effet de diminuer cette force de résistance, permet ainsi un abord plus abondant de fluides, et sert de point de départ à tous les phénomènes pathologiques qui surgissent dans les maladies congestives des organes encéphaliques et de la moelle épinière, cette dernière se trouvant dans les mêmes conditions de circulation siphonienne.

En disant que l'irritation a pour effet de diminuer la force de résistance que présentent les tissus à l'abord tumultueux des fluides, je ne prétends pas que pour cela elle les réduise à un rôle tout passif; j'énonce un résultat sans discuter la cause intime du phénomène.

On serait, en effet, tenté de confondre l'expansion inflammatoire avec la dilatation passive, et certes la différence est grande entre ces deux états opposés des tissus vivants.

Mais revenons aux maladies de l'encéphale.

Quand l'irritation a produit le ramollissement des tissus, comme ils sont, par ce fait même, privés de toute force de résistance, le *raptus sanguinis* se fait avec la plus grande facilité; de là ces attaques d'apoplexie qui frappent, comme la foudre, les malheureux qui ont telle ou telle partie du cerveau promptement ou sourdement minée par un travail de ramollissement. En effet, la colonne sanguine, poussée avec une force qui ferait monter l'eau à 32 pieds, chassée, en outre, par l'impulsion énergique du cœur, déchire, comme une pulpe sans consistance, la masse encéphalique ramollie par la maladie préexistante.

Le cerveau, par la nature même de sa pulpe, par sa position, par ses conditions circulatoires particulières, est donc soumis à des phénomènes pathologiques dont on peut suivre la marche, estimer l'intensité, et prévoir les conséquences.

Notez que les conditions de pression du sang sur l'ensemble capillaire du cerveau varieront selon que le malade sera couché horizontalement ou placé dans une position verticale. La station horizontale favorise l'abord des fluides comme elle fait monter le mercure dans le tube barométrique lorsqu'on l'incline et comme elle le sollicite à parcourir en entier ce même tube quand il est couché tout à fait horizontalement.

Et c'est peut-être la raison pour laquelle les animaux qui dorment prennent une position qui approche le cerveau du plan horizontal; l'abord réparateur des fluides dans ses vaisseaux et dans son tissu moléculaire est ainsi de beaucoup facilité, et les déperditions causées par l'état de veille sont promptement réparées.

L'effort du sang sur le cerveau est donc plus considérable quand l'homme est couché que lorsqu'il se tient debout. Aussi remarquez qu'en général les attaques d'apoplexie sont plus fréquentes la nuit, et que le délire fébrile se maintient mieux quand le malade a la tête basse que lorsqu'il l'a relevée. La syncope est provoquée par la position verticale, parce que l'abord ou plutôt l'effort du sang sur le cerveau est moins intense quand le malade est dans cette position. Couchez-le, et la syncope disparaît aussitôt, le choc sur le cerveau étant augmenté. Je dis le choc, parce que jamais l'encéphale n'est dans un état d'anémie : les conditions siphoniennes de sa circulation s'y opposant invinciblement.

Cependant un cas se présente dans lequel cet organe central de la circulation peut être anémique ; mais aussi, quelle mort foudroyante !

Quand on introduit quelques bulles d'air dans le système circulatoire, emportées par leur pesanteur spécifique, et sans que le mouvement des fluides puisse s'y opposer, elles montent au haut de l'arbre vasculaire, et se logent dans les vaisseaux cérébraux : le sang en est donc instantanément chassé, et de là la sidération de la vie, puisque le centre de l'innervation est privé de l'élément liquide qui lui est indispensable.

La mort est-elle instantanée ? Je ne le pense pas. Si on pouvait promptement enlever l'air introduit, peut-être la vie renaîtrait-elle. Autant que je puis le croire, des expériences ont été faites dans ce sens, et elles ont réussi.

Quand cette sidération est produite, si on mettait le cadavre la tête en bas, peut-être obtiendrait-on encore des signes de vie, l'air se déplaçant pour occuper la partie la plus élevée du réseau vasculaire.

On a dit que la mort était causée par l'arrivée de l'air dans le cœur, et la chose a été confirmée par l'autopsie cadavérique. Mais il fallait faire cette recherche en maintenant le cadavre dans une position verticale, la tête en haut ; autrement l'air se déplace pour aller occuper la portion la plus élevée de l'arbre vasculaire, qui n'est plus constituée par les vaisseaux encéphaliques.

L'effort du sang sur le cerveau doit être d'autant plus considérable, que ce fluide est moins consistant, que sa pesanteur spécifique est moindre par conséquent. En effet, ayez deux tubes barométriques, l'un de 28 pouces, et rempli de mercure, l'autre de 32 pieds, et plein d'eau. Le mercure et l'eau, tous deux avec leur élévation barométrique fort différente, font équilibre à la pesanteur de l'atmosphère. Si comme je l'ai dit précédemment, vous posez dans chaque tube un diaphragme à 2 pieds (24 pouces) au-dessus du niveau inférieur du mercure et de l'eau, et si vous supprimez toute la partie du liquide qui repose sur la face supérieure de chaque diaphragme, quel sera l'effort de poussée que supportera chacun d'eux ? Celui qui est appliqué au tube mercuriel résistera à une pression de 4 pouces, c'est-à-dire à 1/7 de la pesanteur atmosphérique ; mais celui qui barre le tube à eau supportera presque tout l'effort de cette pesanteur, puisque 2 pieds sur 32 pieds ne représentent que 1/16, et qu'il reste encore un effort de 30 pieds ou de 15/16 de la pression atmosphérique.

Les lecteurs accoutumés au calcul des pesanteurs spécifiques se rendront facilement compte des résultats que j'ai énoncés ; la théorie en est simple et vraie.

Donc plus le sang sera pauvre, séreux, plus son poids spécifique sera faible, et plus il transmettra au cerveau le contre-coup de la pesanteur atmosphérique.

Or l'étude des congestions est pleine d'intérêt, quand on les envisage de ce point de vue auquel ne s'est encore placé aucun pathologiste. A mon avis, le médecin devrait toujours marcher le baromètre et l'aréomètre à la main, pour estimer l'action de l'atmosphère comprimant et chassant dans nos organes des fluides de pesanteur spécifique, variant d'individu à individu, et, sur un même sujet, éprouvant des changements notables suivant la période de la maladie, et surtout suivant le traitement employé.

Alors on pourrait se rendre compte, jusqu'à certain point, de la facilité avec laquelle les épanchements se font chez les individus appauvris dans leurs liquides : non-seulement leurs organes sont mal nourris et perdent de leur consistance, mais encore, tout affaiblis qu'ils sont, ils reçoivent plus activement l'effort constant de la pesanteur atmosphérique, qui tend à tout pénétrer, à tout écraser.

Ceci explique également d'une manière rationnelle pourquoi es chlorotiques, dont le sang est séreux et très-léger, sont tourmentés par des maux de tête violents et opiniâtres.

Nous trouvons donc là encore l'occasion de lancer l'anathème contre ces grandes déperditions sanguines qui appauvrissent les liquides, augmentent l'effet de la pesanteur de l'air sur les viscères centraux, et privent l'économie de toute force de réaction.

Il faut ensuite prendre en haute considération les quantités proportionnelles entre des fluides et des solides qui se rencontrent chez les différents êtres organisés.

Il doit y avoir harmonie entre la force d'impulsion des uns et la puissance de réaction des autres. Il y a un état moyen d'embonpoint dans lequel ces conditions existent autant que possible.

L'étude comparative des conditions circulatoires de l'embryon, qui représente une masse fluide, et du vieillard osseux, desséché, décharné, est encore à faire, si on veut la considérer sous tous les points de vue, et surtout si, partant de ce point, l'on étend son regard sur tous les êtres organisés.

De cette étude découleront mille conséquences thérapeutiques qui dorment encore ensevelies dans la nuit profonde de l'inconnu.

Ainsi les proportions entre les fluides et les solides varient suivant chaque organe, chaque tissu, et suivant les diverses époques de la vie. L'embryon, c'est un tout fluide; l'enfant est une masse molle encore où les solides sont en grande minorité. Or les actes vitaux paraissent être en raison directe de la quantité de fluides qui entrent dans la composition d'un tissu, d'un organe ou d'un être vivant considéré dans son ensemble.

Rapides chez l'enfant, ils se ralentissent chez le vieillard; actifs dans les glandes, dans les membranes muqueuses, ils sont presque inaperçus dans le tissu osseux, et d'autant moins évidents, que les os appartiennent à un sujet plus avancé en âge. Si les végétaux très-durs percent le roc avec leurs racines, bravent toutes les intempéries et prolongent leur vie dans le cours des siècles, nous voyons les solides prédominer de beaucoup dans leur organisation; mais aussi quelle lenteur dans leurs actes de composition et de décomposition! Ces arbres robustes ignorent ce qu'est la maladie. Nous connaissons des baobabs déjà vieux de 6,000 ans; contemporains de la création, doivent-ils, témoins de toutes les révolutions du globe, assister au cataclysme final de notre planète?

Les végétaux aquatiques, au contraire, ont une croissance rapide, une fibre poreuse, engorgée par des fluides toujours en mouvement, et pullulent à l'infini. Mais aussi, quelle existence éphémère, comparée à celle du chêne, roi de nos forêts, ou à la vie du cèdre qui domine le Liban ! Tandis que les premiers bravent et le chaud et le froid, et la tempête et la foudre, la moindre sécheresse prive les derniers de leur sève et les fait promptement périr, leurs solides étant réduits à un parenchyme mince, cassant, et sans consistance.

Les animaux, considérés sous ce même point de vue, présentent des résultats analogues. Ainsi l'homme sec et maigre des montagnes, ou celui qui parcourt les déserts, monté sur un chameau ou sur un cheval arabe, est moins maladif que le citoyen obèse de nos villes civilisées. Le cheval arabe lui-même est plus sec, plus robuste, ou plutôt résiste mieux aux agents extérieurs, que nos races flamandes et belges, grasses et dodues. Nos animaux domestiques ne braveraient pas la faim, la soif et les intempéries de l'atmosphère, comme le font leurs frères restés à l'état sauvage. Enfin, les végétaux épineux, qui croissent dans les sables du désert, sont bien autrement vivaces que nos plantes potagères, dont nous humidifions continuellement la fibre.

Une grande abondance de fluides précipite donc, en général, les actes de composition et de décomposition, et, par conséquent, expose aux anomalies de ces actes, c'est-à-dire aux maladies ; de sorte que l'échelle comparative de la richesse vasculaire des tissus, des organes et des êtres vivants considérés dans leur ensemble, établira les chances morbides auxquelles chacun d'eux est exposé. La matière organisée obéit donc jusqu'à un certain point aux lois qui régissent la nature entière ; elle est bien soumise, il est vrai, à un code spécial auquel on a donné le nom de force vitale, mais qui, lui-même, mieux analysé plus tard, rentrera probablement dans cette loi générale et unique qui gouverne l'univers dans son admirable ensemble.

Newton a trouvé la loi constante qui dirige les astres ; il l'a nommée gravitation universelle. Quelques formules algébriques constituent le code auquel ils obéissent sans perturbation. La formule algébrique de la circulation est encore à trouver. Quel sera le Newton de l'économie animale? Certes l'avenir nous le le réserve, car des problèmes de physiologie sont aujourd'hui insolubles, seulement parce que nous possédons encore moins de données que d'inconnues ; mais ces données viendront. Tournez, en effet, vos regards vers l'avenir de la science, et devant vous se déroulera un horizon sans bornes.

Les lois vitales, les forces physiques, produisent un lacis encore inextricable d'effets qui constituent les phénomènes de physiologie saine ou morbide que nous offre la machine vivante; et de ces effets croisés naît l'obscurité du diagnostic, non acquis *grosso modo*, mais consistant dans la connaissance intime d'une maladie. En résumé, nous saurons, et c'est où nous voulions finalement arriver, que la circulation siphonienne de l'arbre vasculaire appartenant au cerveau s'oppose à ce que l'hémospasie, quelque intense et prolongée qu'elle soit, vide jamais mécaniquement l'encéphale, la moelle épinière ou leurs annexes.

Et c'est un grand bienfait de la Providence d'avoir disposé les choses ainsi, puisque l'anémie du cerveau produirait une mort instantanée, foudroyante par sa rapidité.

Tous les organes logés sous des voûtes plus ou moins inflexibles, et non en rapport immédiat avec l'atmosphère, sont soumis aux mêmes conditions d'une circulation siphonienne. Le foie, l'utérus, les reins, etc., se trouvent dans ces conditions. Je ne développerai point ici ce thème. Ceux qui auront bien compris ma théorie sur la circulation des fluides dans la cavité crânienne suppléeront facilement à cette lacune; quant aux autres, ils comprendraient moins encore une démonstration qui serait nécessairement moins complète.

Les organes périphériques sont donc les premiers à se vider mécaniquement sous ces efforts combinés de l'hémospasie et de la pression atmosphérique; et c'est pourquoi nous voyons les organes centraux toujours abreuvés de fluides, quelle que soit la maigreur à laquelle est arrivé le malade, et quelque ratatinée que soit la peau qui le couvre. Or, les organes internes étant les machines les plus précieuses de l'économie vivante, nous admirerons encore la bonté de la nature, qui a tout prévu pour qu'ils soient constamment arrosés par le fleuve circulatoire, qui peut s'amoindrir, se tarir dans ses branches les plus éloignées, mais jamais dans sa partie centrale.

Mais alors quels seront les bienfaits de l'hémospasie appliquée aux affections inflammatoires des organes encéphaliques, s'ils vivent, pour ainsi dire, retranchés dans une forteresse imprenable?

Le rôle de l'hémospasie n'en sera pas moins important dans la thérapeutique de ces redoutables affections, et les services qu'elle rend seront encore immenses.

Car elle a pour effet constant d'éteindre le pouls, en diminuant le nombre des pulsations du cœur, et en réduisant à un fil le volume de la colonne artérielle; si, au contraire, le pouls est opprimé par la maladie, elle le relève d'abord, probablement en affaiblissant l'hémospasie morbide, puis elle le déprime secondairement à mesure que s'engorge le membre soumis à l'appareil.

On peut maintenir indéfiniment les malades dans un état demi-syncopal, qui abaisse à la fois l'énergie de tous les actes vitaux. Les mouvements du cœur, réduit à une espèce de vibration, laissent au système capillaire presque tous les efforts de la circulation : or elle ne tarde pas à s'arrêter, même dans la partie malade, et c'est ainsi que l'irritation, ce cri de révolte de la partie phlogosée, s'éteint, fatiguée d'appeler dans la solitude.

Nous calmons donc l'irritation parce que nous la privons de l'élément dont elle se nourrit, si l'on peut s'exprimer ainsi. Quelquefois le calme se maintient, et la guérison ne tarde pas à se manifester ; d'autres fois, quand nous avons supprimé le barrage que nous avions momentanément établi sur le fleuve circulatoire, l'irritation reprend partie ou totalité de son énergie primitive, et les phénomènes morbides reparaissent avec une intensité plus ou moins grande.

Alors il faut recommencer le combat, et lutter de constance avec l'irritation, car la victoire sera au plus persévérant. C'est une condition *sine quâ non* de réussite dans l'emploi de la méthode.

Peut-être devons-nous attribuer une partie de nos insuccès

à l'impatience des médecins et des spectateurs, qui exigeaient un résultat instantané promis par une théorie incomplète de la circulation dans la cavité crânienne.

On nous a presque constamment appelés quand la maladie avait fait de tels ravages, qu'il ne restait pour ainsi dire plus aucun espoir de salut. Voulait-on un miracle? Les appareils hémospasiques se déclarent incompétents en pareille matière. Nous aurions dû nous abstenir ; cependant nous avons opéré, au risque de compromettre la méthode, et nous l'avons compromise. Refuser d'agir, c'eût été se montrer cruel, quand nos appareils étaient présentés comme ancre de miséricorde, pouvant seuls fixer encore la vie prête à s'abîmer dans la tempête organique soulevée par la perversion et la suractivité des fonctions vitales.

Appelés *in extremis*, nous avons rencontré un pouls faible, anarchique qui non-seulement ne pouvait plus se relever sous l'action révulsive de l'hémospasie, mais qui encore se déprimait pour s'éteindre tout à fait dans une syncope si voisine de la mort, que nous avons dû nous arrêter avec anxiété sur les limites vagues qui séparaient l'évanouissement de l'extinction complète et définitive des forces vitales.

L'application des appareils hémospasiques doit donc être faite là seulement où l'on espère une réaction du cœur, qui relèvera la circulation, et promènera encore, avec le sang, l'excitation vitale dans les organes. Quand cette chance suprême ne se présente plus, arrêtez-vous ; laissez le malade descendre dans le cercueil ; ne l'y précipitez pas. Si, d'une part, vous devez lutter avec courage contre une surexcitation organique qui a besoin d'être calmée, de l'autre n'agissez pas quand l'extinction prochaine de l'existence a baissé outre mesure le niveau de la circulation, car alors vous enrayerez pour toujours les mouvements du cœur, ce balancier régulateur des actes de la vie.

On doit donc, avant tout, non-seulement estimer les qualités matérielles du pouls, mais surtout rechercher à quelles modifications de l'excitabilité on peut attribuer l'état actuel de la circulation, activée ou ralentie, régulière ou irrégulière, appréciable, dans la marche, ou tumultueuse et anarchique.

Or le cœur est un baromètre certain qui indique bien ces divers états de l'excitabilité. Il faudrait inscrire sur son échelle les états de l'organisation qui correspondent aux conditions variées de ses mouvements, étudier leurs corrélations, leurs rapports de causalité; ce travail est à faire, et je n'en connais pas de plus important.

Les congestions apyrétiques du cerveau ont été assez souvent rebelles à l'hémospasie. Autant que des faits peu nombreux me permettent de généraliser, j'ai remarqué une plus grande résistance chez les malades livrés aux travaux intellectuels. On doit prendre en considération le peu de vie dont jouissent les extrémités inférieures chez les hommes de cabinet, ainsi que l'abaissement de la circulation dans les organes au profit du cerveau, qui, jouissant de plus d'excitation, agit ici comme accapareur.

En outre, dans les affections apyrétiques, il n'existe pas entre les symptômes morbides et les mouvements du cœur, c'est-à-dire la circulation, la même corrélation qu'on trouve dans les maladies avec fièvre. C'est pourquoi l'hémospasie qui modère les mouvements du cœur est sans action directe sur la congestion cérébrale.

Dans les affections apyrétiques, la congestion est sous l'influence locale de l'organe malade, sans retentissement sympathique sur la circulation. On ne doit donc point s'étonner si l'abaissement du mouvement circulatoire n'a pas un effet direct sur la congestion locale, puisqu'ils ne sont pas étroitement unis par un lien sympathique.

Dans les affections aiguës, au contraire, aux symptômes inflammatoires correspondent des désordres de la circulation. Régularisez le mouvement du sang, vous agissez sur une extrémité du levier; et l'irritation, qui est à l'autre bout, sera nécessairement atteinte. Il y a ici une corrélation tout à fait directe.

La plus ou moins grande vascularité du cerveau paraît avoir une notable influence sur la marche de ses congestions. Les épanchements sont en raison directe de cette vascularité, et par conséquent fréquents, surtout chez les enfants.

Les symptômes de compression se présentent souvent dans les affections congestionnaires du cerveau; ce n'est pas qu'il y ait alors une grande accumulation de liquides, puisque l'encéphale enflammé présente un pointillé rouge si peu sensible, que souvent, à la nécropsie, on est dans le doute sur l'existence ou la non-existence de l'inflammation.

Cela tient à ce que le cerveau étant enveloppé dans une boîte osseuse non extensible qu'il remplit très à peu près, il n'y a pas possibilité d'une grande accumulation de sang, de sorte que la moindre augmentation dans le volume de la masse cérébrale produit la compression par étranglement, pour ainsi dire. L'hydropisie elle-même ne se développe dans toute sa largeur que chez les enfants, alors que la boîte crânienne est extensible. Les hydrocéphales chroniques nous montrent jusqu'à quel point peuvent augmenter les dimensions de la cavité cérébrale. Les productions pathologiques qui, en se développant, prennent un grand volume, sont donc très-rares au cerveau. Le poumon et les organes abdominaux sont plus heureusement partagés, puisque les cavités qui les contiennent sont extensibles, et l'abdominale presque indéfiniment; c'est pourquoi les phénomènes de la compression sont pour eux bien moins fréquents et moins terribles.

Ces considérations qui précèdent nous démontrent l'urgence des dérivations, qui, agissant sur la circulation, éteignent par contre-coup l'irritation, cause primitive de l'afflux morbide des fluides à l'encéphale.

J'ai dit que la circulation siphonienne du cerveau s'opposait au dégorgement immédiat de cet organe, comme a lieu celui des muqueuses oculaire, pharyngienne ou bronchique. Les malades trépanés doivent se trouver dans des conditions plus favorables; mais je n'ai point été à même de l'expérimenter, et souvent la gravité des lésions qui auront amené l'application du trépan nous mettra peu à même d'analyser les symptômes comparatifs et de tirer des conclusions positives.

OBSERVATIONS.

Angine aiguë violente accompagnée de symptômes cérébraux; guérison après deux applications.

Le 19 octobre 1839, madame Pecqueux, rue d'Argenteuil, 44, 38 ans, grasse, bien constituée, mais assez mal réglée, fut atteinte d'une inflammation tonsillaire très-violente, avec fièvre intense, face vultueuse, yeux rouges, difficulté de respirer; céphalalgie atroce, déglutition impossible. Le docteur A. H., qui donnait ses soins à la malade, redoutant une méningite, me fit appeler pour appliquer mes appareils. A sept heures du soir, je provoquai une forte hémospasie pelvienne qui dura jusqu'après huit heures. Dans le courant de l'opération, tous les symptômes ci-dessus énumérés s'amendèrent considérablement, la déglutition devint facile, et les amygdales ne furent plus douloureuses.

Le lendemain matin, nouvelle application d'une heure. Les suites de cette seconde hémospasie furent la guérison complète de la malade, qui n'eut même pas de convalescence : chose, du reste, habituelle avec mon traitement; par cela même, ni les évacuations, ni le régime n'affaiblissent les malades.

Cette observation est remarquable; elle nous montre la facilité avec laquelle s'amendent et disparaissent les inflammations de la muqueuse supérieure quand elle est largement attaquée par l'hémospasie. Les symptômes cérébraux étaient ici secondaires, malgré leur intensité qui pouvait faire craindre une inflammation encéphalique; ils ont cédé avec la maladie, dont ils n'étaient qu'un membre, pour ainsi dire.

Nous devons dire que, si l'inflammation du cerveau ou de ses membranes avait été primitive, nous aurions rencontré bien plus de résistances pour l'éteindre, parce qu'elle se serait développée avec des conditions circulatoires plus rebelles à l'action de l'hémospasie.

PARALYSIES.

Les trois observations qui suivent nous montrent un exemple frappant de la puissance de résorption donnée aux tissus en général par la révulsion hémospasique. Ces trois malades avaient dans le cerveau de nombreux foyers apoplectiques qui produisaient une paralysie incomplète. L'hémospasie, en détruisant ces épanchements, a permis aux membres paralysés de reprendre presque leur vigueur et leur souplesse naturelles.

Nous traitons actuellement un jeune homme qui, ayant eu, il y a trois ans, une attaque d'apoplexie, fut à la fois paralysé de la moitié gauche du corps, frappé d'une amaurose complète double, devint sourd de l'oreille gauche, perdit l'odorat, le goût et la raison. Quand il vint se soumettre à nos soins, il restait encore de l'affaiblissement au côté gauche, l'odorat était perverti, l'amaurose toujours complète, l'oreille dure, et la folie, modifiée, s'était convertie en une monomanie constante. Dans le premier mois du traitement, tous les symptômes se sont améliorés ; nous avons espéré le prompt rétablissement de la vue. Mais, dans les quinze jours qui ont suivi, trois fois il y a eu commencement de paralysie à la joue gauche, et trois fois nous avons instantanément arrêté le développement de cet accident grave en hémospasiant avec énergie les deux jambes. Il est évident que nous avons agi en activant l'absorption, ce qui a empêché les foyers apoplectiques de se former. Nous donnerons, dans un prochain ouvrage, l'histoire de ce malade, qui est intéressante sous tant de rapports.

PREMIÈRE OBSERVATION.

Paralysie hémiplégique guérie après dix opérations hémospasiques.

M. Brielmann, artiste musicien, 36 ans, rue Bellefond, 28, marié, sans enfants. Au mois de septembre 1838, il était à Anvers, dans le huitième régiment de ligne belge, lorsqu'en se promenant il sentit tout à coup à la tête une douleur violente, qui lui arracha des cris perçants. La paralysie ne tarda pas à se déclarer, et tout le côté gauche perdit le mouvement. A la suite de cette crise, il y eut quatre jours d'aliénation mentale. Du reste, il n'y eut pas de fièvre. Le traitement antiphlogistique fut employé avec énergie. Des applications de sangsues eurent lieu au cou et aux tempes, et l'hémiplégie ne dura que quelques jours. Mais, depuis cette époque, il eut, en six mois, cinq attaques partielles, dans lesquelles il perdit tantôt la parole et tantôt l'audition; ces attaques furent de nouveau conjurées par un traitement antiphlogistique sévère. Enfin, depuis un an, un tremblement assez fort s'est emparé de la main gauche. Très-fort en août, il est aujourd'hui diminué. Toutefois, le malade, qui était première clarinette, a perdu la faculté de jouer de son instrument. Depuis deux mois, étourdissements assez fréquents; la jambe gauche faiblit. Quoique la langue soit encore très-embarrassée et que la prononciation soit difficile, il y a, depuis le mois d'août, une amélioration sensible dans la parole.

Le 2 janvier 1840, on soumet le malade à une opération hémospasique au bras gauche, et, à la suite de cette application, une légère douleur au-dessus de l'orbite (point de départ de premières douleurs) disparaît et le parler s'améliore.

Le 3 janvier, deuxième opération : le mouvement revient dans les doigts, et le malade, qui, depuis longtemps, ne pouvait jouer de la clarinette, le fait, à son grand étonnement. La parole devient encore plus facile et la tête se dégage.

On continue les opérations afin d'éloigner, autant que possible, l'époque d'une nouvelle rechute, et le malade se rétablit presque complétement, ne gardant qu'un peu de roideur dans le doigt annulaire de la main, qui a été paralysée. En quinze jours, on fait dix dix opérations, tant aux bras qu'aux membres pelviens. Le malade a repris sa profession de musicien. Aujourd'hui, 25 mars, la guérison se maintient; il ne reste qu'un peu de faiblesse dans les lèvres.

DEUXIÈME OBSERVATION.

Paralysie.

Georgin, 46 ans, forgeron, à Neuilly, vieille route, au hameau d'Orléans; tempérament athlétique; caractère emporté. Il y a cinq ans, après une colère très-forte, il tomba sans connaissance. Il revint à lui-même, mais son côté droit resta paralysé. Depuis cette époque, il a eu sept attaques d'apoplexie qui l'ont souvent laissé pour mort.

Arrivé, le 15 décembre 1839, à l'institut hémospasique, il présente, à l'observation, paralysie incomplète du côté droit de la face, et complète du bras droit. Les mêmes parties sont insensibles; le parler est difficile et il y a perte de la mémoire des mots.

Le 15, première opération. La parole se dégage.

Le 16, deuxième opération. La parole devient de plus en plus libre, et le bras commence à se mouvoir.

Le 17, troisième opération. Parole satisfaisante, le bras peut prendre la pompe et faire mouvoir assez bien le piston pour qu'il s'opère lui-même. Il cesse, pendant quelques jours, de venir, et, pendant ce temps, il a une violente colère qui le met dans l'état suivant : visage rouge, vultueux, étourdissements, affaiblissement des mouvements du bras ; il ne peut plus que balbutier. Opération pelvienne suivie d'une amélioration considérable.

Rentré chez lui, un nouvel accès de colère a lieu ; il est suivi d'une attaque foudroyante. Son éloignement m'a empêché de le revoir; mais j'ai appris que, sous l'influence des purgatifs et des frictions excitantes, son état s'est de nouveau amélioré.

TROISIÈME OBSERVATION.

Paralysie de la face et de la langue ; guérison après douze opérations.

Ganc, maçon, rue de la Femme-sans-Tête, 1 (île Saint-Louis), 26 ans, tempérament sanguin.

Ce malade était sujet, depuis plusieurs années, à des douleurs de tête et à des étourdissements fréquents, lorsque, le 15 novembre 1839, il fut atteint, à son insu, pendant la nuit, d'une paralysie de la face et de la langue. Il ne se douta de son état que lorsque les personnes qui le virent, le matin, le lui eurent fait apercevoir. Il paraît que dans les premiers jours le traitement qu'il employa fut borné à quelques évacuations sanguines.

Le 25 décembre suivant, c'est-à-dire six semaines après l'accident, il se présenta à ma consultation; la bouche et la langue étaient fortement tirées à gauche, la parole embarrassée et la vue amoindrie. Les douleurs de tête étaient continuelles, et au moindre mouvement les étourdissements se faisaient sentir.

Une hémospasie pelvienne provoquée, ce même jour, rendit la parole plus facile, et les opérations suivantes firent disparaître la céphalalgie et les étourdissements.

Douze applications hémospasiques consécutives amenèrent la cessation complète de tous les accidents, de sorte qu'à la fin de janvier 1840 la bouche et la langue étaient dans leur rectitude naturelle, et la parole était parfaitement libre. Aujourd'hui, 27 février, quelques douleurs céphalalgiques ont ramené le malade vers moi, et tout me fait croire que sa guérison complète ne tardera pas, les nouvelles opérations ayant fait disparaître le symptôme qui s'était de nouveau montré.

CONGESTIONS CHRONIQUES DU CERVEAU.

Les deux observations qui suivent méritent également de fixer l'attention du lecteur; elles nous montrent des congestions rebelles qui cèdent avec une rapidité qui contrarierait la théorie de la circulation siphonienne du cerveau, si de nombreux insuccès, que nous ne relaterons pas dans ce premier ouvrage, mais qu'il nous serait facile de citer, ne venaient malheureusement en appui à cette théorie. Du reste, il y a encore beaucoup de recherches à faire, relativement aux mouvements congestionnaires du sang au cerveau, et cet important sujet est, tous les jours, l'objet de nos méditations. Nous citerons, plus tard, une belle observation de migraine modifiée d'abord, et finalement enrayée par des applications hémospasiques.

Nous soignons maintenant des épileptiques qui paraissent modifiés en bien et des maniaques menacés d'imbécillité ou de folie, et l'expérience nous démontre que de beaux résultats peuvent être obtenus sur ces malades trop souvent traités sans succès par les anciens procédés.

PREMIÈRE OBSERVATION.

Congestion chronique du cerveau durant depuis 4 ans, et guérie après quelques applications.

Mademoiselle Louise Leblanc, 25 ans, cuisinière, rue de la Michodière, n° 2; tempérament sanguin, bonne constitution, menstruation régulière, mais très-faible; douleurs de tête datant de 4 ans, accompagnées d'étourdissements et de pesanteur; elles sont presque continuelles et siégent habituellement sur les orbites. Le visage est coloré fortement. Depuis quatre mois, il est survenu quelques tumeurs à la région parotidienne droite : ces tumeurs augmentent de volume à l'époque menstruelle; du reste, elles sont indolores, sans chaleur et sans rougeur. La respiration et les autres fonctions sont normales.

Le 24 décembre 1839, une hémospasie pelvienne énergique fut pratiquée et eut pour résultat la décoloration de la face et la cessation en grande partie des douleurs. Le lendemain, apparition des règles dix jours avant leur époque. On supprime le traitement.

Le 4 janvier suivant, la malade revient; elle a été sans douleurs de tête pendant neuf jours. On lui fait une nouvelle opération qui fait disparaître toute douleur et à la suite de laquelle il ne reste plus qu'un peu d'étourdissement

Cette amélioration se maintient.

DEUXIÈME OBSERVATION.

Monomanie.

Le vicomte d'A....., 21 ans. Ce malade, dont l'affection a débuté, il y a 6 ans, d'une manière peu intense, avait une intelligence très-développée ; mais il a peu à peu abandonné les études sérieuses pour se livrer à des vétilles ; s'occupant, dans la solitude, de cartes de géographie imaginaires et de mille autres futilités, il a perdu le sentiment de famille pour devenir sauvage, taciturne, irascible, misanthrope et fantasque. Il est sujet aux pollutions et se livre très-probablement à la masturbation. Pieux d'abord et attaché aux idées religieuses, il est devenu athée. Du reste, toutes ses autres fonctions se font normalement. Trois opérations hémospasiques aux jambes l'ont fait revenir aux sentiments de famille et ont considérablement amendé tous les autres symptômes. Il est retourné dans sa famille, qui habite le Languedoc, a quitté, d'après mon conseil, la vie sédentaire pour se livrer à l'exercice, et tout annonce une guérison radicale. Ce malade a été soumis à trois hémospasies pelviennes, et le moral a été sensiblement changé dès la première opération.

MALADIES DES ORGANES RESPIRATOIRES, DES YEUX ET DE L'OREILLE, ANGINES, CROUP ET ABSENCE OU SUPPRESSION DES RÈGLES.

Considérations générales.

Pour bien se rendre compte de l'action de l'atmosphère sur les organes périphériques, nous devons entrer dans des considérations préliminaires, qui, d'abord, paraissent étrangères au sujet, mais qui, bien méditées, serviront à tout expliquer, car le mécanisme du traitement en découlera comme une conséquence naturelle.

Les êtres organisés doivent toujours être et sont, en effet, constamment en contact avec l'atmosphère, parce que, dans leurs actes de composition et de décomposition, l'air joue un rôle incessant et agit non-seulement par ses propriétés physiques, mais au moins autant par ses propriétés chimiques.

Tous les êtres organisés se composent et se décomposent continuellement; ils acquièrent, par la nutrition, de nouveaux matériaux, et perdent, par les voies multiples des sécrétions et de l'exhalation, ceux qui, étant usés, sont devenus impropres à la vie.

Les matières qui ont pénétré dans notre économie par la voie de l'alimentation et par l'absorption générale ne peuvent entrer dans la composition intime de nos organes qu'après avoir acquis droit d'animalité par leur contact et leur combinaison avec l'atmosphère. Dans le règne végétal, les arbres étalent leur feuillage sans cesse balancé par les vents. Les feuilles sont, pour eux, des poumons, dans le sein desquels se passent tous les phénomènes d'une véritable respiration. Les animaux inférieurs respirent par toute leur surface externe, l'hématose n'étant point localisée dans un organe spécial.

Nul être organisé n'échappe à cette nécessité du contact atmosphérique.

Ainsi les plantes et les animaux qui vivent au sein de l'onde obéissent à cette loi générale; ils sont en contact avec l'atmosphère par l'intermédiaire de l'eau qui contient en dissolution une notable quantité d'air; et, comme l'oxygène est surtout nécessaire dans la respiration, l'air dissous par l'eau en contient plus que celui qui compose l'atmosphère : la proportion est de 36 parties au lieu de 21 sur 100.

Et c'est pourquoi l'atmosphère domine tous les êtres de la création; elle couvre les montagnes, les vallées, les plaines, l'Océan, et comprime la terre avec une force telle que le langage humain manque de mots numériques pour l'exprimer.

Chaque homme supporte un poids de 18,000 kilogrammes (36,000 livres). Nous vivons donc dans la mer atmosphérique, comme les mollusques rampent au fond de l'Océan, et l'air tend à nous pénétrer de toutes parts en nous imbibant de ses molécules nourrissantes.

Comme nous nous mouvons au fond de l'atmosphère avec une pleine facilité, nous nous accoutumons difficilement à l'idée du poids énorme que nous supportons, et qui nous écraserait si nous avions dans notre intérieur le plus petit espace vide, car alors cet espace ferait une voûte qui céderait à la pression immense agissant sur elle de toutes parts.

Mais les molécules de l'air étant essentiellement mobiles, quand nous changeons de place, l'espace que nous occupions précédemment est aussitôt rempli par l'atmosphère, et nous nous trouvons constamment dans des conditions de statique à peu près analogues à celles auxquelles nous obéissons quand nous demeurons immobiles. Comme la gaze la plus légère peut flotter dans l'onde sans éprouver le moindre effort, de même nous vivons au sein de l'atmosphère, comprimés de toutes parts, sans que nos organes délicats aient à souffrir des efforts de la pression atmosphérique, efforts qui se croisent et s'assemblent, comme le font des puissances égales appliquées à un même point et agissant en sens inverse.

On ne peut trop appuyer sur ces conditions de statique, qui jouent le plus grand rôle dans le mécanisme de la respiration.

Ainsi, dans le mouvement inspiratoire, la poitrine s'agrandit par l'élévation de ses parois, qui s'éloignent de la colonne vertébrale, et soulèvent une masse d'air ayant 16 lieues de hauteur et pour base la surface du thorax. En estimant à 3 pieds carrés cette surface, une colonne d'air de 9,000 livres environ est soulevée dans l'inspiration. Ce fardeau énorme est mû sans peine, parce qu'une colonne d'air de même hauteur, de même base, pénètre par les voies respiratoires dans l'intérieur de la poitrine, et remplit exactement l'espace que l'inspiration a développé dans cette cavité. Il se fait donc dans la poitrine un véritable flux et reflux d'air, qui est dû à l'élévation et à l'abaissement alternatifs des parois pectorales, se mouvant entre deux colonnes atmosphériques, toujours en parfait équilibre de pression.

Mais, si on voulait respirer en fermant hermétiquement le nez et la bouche, alors, comme l'entrée de la colonne d'air dans la poitrine ne serait plus libre, l'équilibre ne se ferait plus. Les muscles inspirateurs auraient, non pas à soulever 9,000 livres, parce que l'air existant dans le poumon avant l'occlusion de son ouverture se dilaterait et ferait effort, mais ils lutteraient contre un poids encore très-considérable; c'est pourquoi ces muscles restent immobiles et incapables, toute inspiration étant impossible quand les voies respiratoires sont closes. Le croup présente un exemple frappant de ce que j'avance. On voit les muscles inspirateurs lutter avec une indicible énergie pour soulever la colonne d'air qui comprime les parois du thorax, et succomber à la peine parce que l'étroitesse morbide de l'ouverture des voies aériennes s'oppose à un prompt équilibre, l'arrivée de l'air dans la poitrine étant plus ou moins empêchée par l'existence des fausses membranes laryngo-trachéennes.

Si, laissant libre l'ouverture de la glotte, on faisait le vide sur la face inférieure du diaphragme (chose qui ne peut être supposée que théoriquement), la colonne d'air qui, dans les conditions ordinaires, est équilibrée par la pression de l'atmosphère sur l'abdomen, agirait de tout son poids sur le diaphragme, l'écraserait, lui, les poumons et le cœur, qui, dans ce cas, supporteraient une charge énorme.

D'après ce qui vient d'être dit, nous pouvons donc facilement nous rendre compte du mécanisme de la respiration, qui se fait sans peine, sans pression, à cause de la loi d'équilibre qui est admirablement gardée. Le poumon, poussé par la colonne atmosphérique, suit tous les mouvements des parois thoraciques, sans qu'il y ait aucune tendance au déchirement, parce qu'il est soutenu, *à tergo*, par une force exactement égale à celle qui le dilate.

Si, par suite d'un état morbide, le poumon perd la faculté de se développer complétement, voici ce qui arrive : un corps liquide ou gazeux s'épanche entre le poumon et les parois thoraciques, et remplit l'espace laissé vide par l'organe respiratoire, ou bien les parois de la poitrine se resserrent sur le poumon; elles sont abaissées par le poids de l'atmosphère, et la cavité du thorax est d'autant resserrée, ne laissant dans son intérieur aucun espace dans lequel existe le vide, c'est-à-dire l'absence de tout corps solide, liquide ou gazeux. Ce n'est pas que la nature ait horreur du vide, suivant l'expression antique, mais parce que les parois thoraciques, mobiles par essence, n'ont point été construites de manière à faire une voûte assez solide pour supporter le poids de quelques milliers de kilogrammes.

Le crâne représenterait mieux une voûte inflexible, résistant à une forte pression; mais le vide n'existe pas plus dans son intérieur que dans le thorax, parce que les fluides arriveraient au fur et à mesure du vide produit, et se vaporiseraient, au besoin, de manière à établir constamment un équilibre de pression. On ne peut trop se familiariser avec ces idées, et se bien pénétrer de ces principes, qui trouvent leur application journalière lorsqu'on réfléchit à l'action des appareils hémospasiques.

Quand l'hémospasie a fixé une grande quantité de fluides dans une partie du corps, le reste de l'économie est appauvri d'autant, et la périphérie est la première dégorgée. La théorie explique facilement cet effet, puisque les liquides arrivent dans la partie soumise au vide, parce que le poids atmosphérique presse le reste du corps, comme une main comprime une éponge pleine d'eau. Il y a refoulement des fluides de l'extérieur à l'intérieur.

La méthode hémospasique réussit donc surtout quand elle combat les engorgements des organes périphériques; alors elle a souvent obtenu des résultats magnifiques, tandis qu'elle a moins heureusement lutté contre des congestions internes.

Or le poumon est un organe périphérique comme la peau; considéré sous ce point de vue, il en est un appendice interne, dans lequel l'hématose est localisée, au lieu d'être disséminée sur toute la surface cutanée, comme cela a lieu dans les plantes et chez les animaux inférieurs.

Le poumon doit donc, en thèse générale, être le premier à bénéficier du dégorgement révulsif produit par l'hémospasie artificielle; il partage cet avantage avec les organes qui le précèdent en position sur la route atmosphérique. Ce sont la muqueuse naso-buccale, les amygdales, le pharynx, le larynx et la muqueuse trachéo-bronchique. Quoiqu'un peu plus éloignées, la conjonctive et la muqueuse de l'oreille moyenne et de la trompe d'Eustachi partagent également les avantages de dérivation que donne une position topographique à la périphérie du corps.

C'est pourquoi nous avons surtout réussi quand nous avons combattu les affections congestives de la grande muqueuse aérienne et celles du tissu pulmonaire lui-même.

Nous avons vu souvent de graves inflammations des amygdales, de la muqueuse oculaire, du larynx, amenant le croup chez les enfants, être éteintes définitivement dans le cours de la première ou de la seconde opération. Il est rare que l'engouement pulmonaire et que de vieilles douleurs pleurétiques ne disparaissent pas également avec une admirable rapidité.

Je n'ai pas encore recueilli un assez grand nombre de faits pour dire jusqu'à quel point ce large procédé devra être employé exclusivement ou concurremment avec d'autres médications dans le traitement de la pneumonie aiguë, simple ou compliquée; tout annonce que les résultats seront également brillants.

Mais le médecin doit toujours se tenir en garde contre la reproduction des accidents, qui reviennent souvent après un calme plus ou moins long, provoqué par l'hémospasie artificielle. Il faut que l'aspiration des appareils lutte constamment et corps à corps contre l'aspiration irritative; alors il est rare qu'elle ne l'emporte pas. J'ai perdu une petite malade atteinte du croup, évidemment parce que je n'ai pas pu veiller au pied de son lit pour éteindre de nouveau les symptômes quand ils ont reparu. Je suis arrivé quand il était trop tard. Du reste, les saignées laissent produire le même effet de réaction, et on est ordinairement obligé d'en faire plusieurs à peu de distance.

Au contraire, j'ai traité chez moi un jeune enfant atteint d'un croup terrible. Après une heure d'application d'un appareil, je fis si complétement disparaître et les symptômes locaux et la fièvre, que l'enfant se mit à jouer avec toute la vivacité et la gaîté de son âge. 8 heures après, il y eut nouvelle apparition de la toux croupale. Je la jugulai de nouveau. Une troisième opération fut encore faite quelques heures après, qui éteignit définitivement l'inflammation. Je fis même, par précaution, une quatrième application, et, après avoir gardé cet enfant 24 heures chez moi, je le rendis à sa famille aussi bien portant, aussi frais, aussi vif que s'il n'avait jamais été malade. Il y eut absence complète de convalescence ; et c'est là le magnifique côté de la méthode.

Les catarrhes bronchiques, ceux de l'oreille, amenant la surdité, et ceux de la conjonctive, sont quelquefois détruits avec une rapidité qui me plonge encore aujourd'hui dans un profond étonnement. J'ai vu chez un malade un catarrhe bronchique de 14 ans de durée enlevé en deux opérations, à 24 heures de distance. Une surdité acquise au camp de Boulogne et datant, par conséquent, de 35 ans, partit en même temps que le catarrhe. J'ai fréquemment rencontré des résultats analogues.

Et même je préfère traiter ces affections chroniques qui causent le désespoir de la médecine. Elles paraissent céder à l'hémospasie plus facilement que les inflammations aiguës soumises encore à toute la fureur de l'irritation.

Quant à la phthisie pulmonaire, elle a été constamment améliorée dans ce sens que les malades soumis à l'hémospasie ont respiré plus facilement, que les symptômes ont paru voir un temps d'arrêt, et que le bien-être s'est maintenu aussi longtemps que les malades ont pu supporter la puissance dérivative de mes appareils. Que pouvait-on demander de plus? Peut être doit-on espérer qu'en combinant le plein, c'est-à-dire l'augmentation de la pression atmosphérique dans le poumon avec le vide sur les extrémités, on arrêtera la formation des tubercules, on obtiendra l'expulsion de ceux existant, et l'on portera dans l'économie une modification assez puissante pour régénérer, restaurer des organisations débilitées par une hématose depuis longtemps incomplète. Quelque présumables que soient ces heureux résultats, arrêtons-nous sur la limite des hypothèses, qui, d'ailleurs, feront place avant peu à des faits positifs. Je ne connais pas de carrière plus belle et plus vaste ouverte à l'expérimentation.

Dans les cas d'hémorragies pulmonaires dues à une érosion, ou à une simple exhalation de la muqueuse bronchique, nous avons réussi rapidement à tarir ces écoulements, et la santé des malades s'est améliorée sensiblement.

Ces hémorragies, quelle que soit leur gravité, sont le plus souvent symptomatiques; c'est pourquoi nous ne tracerons point ici leur histoire qui doit se rattacher à celle des maladies qui les ont produites.

Mais il ne suffit pas de dériver pour guérir les maladies du poumon, et, dans bien des cas, on est sous la menace d'une récidive plus ou moins prompte. Quand elle a lieu, on accuse le traitement d'une impuissance qui est amenée par des causes qui agissent toujours, quelle que soit la manière de traiter ces graves affections.

Les récidives ont lieu le plus souvent parce que les malades sont maintenus dans de mauvaises conditions respiratoires, parce qu'un air impur les enveloppe et les soumet à des causes continuelles de rechute.

En effet, l'homme est fait pour respirer un air pur ; c'est le premier, le plus impérieux de ses besoins : car nous respirons toujours, tandis que nos repas, le sommeil et d'autres fonctions ont lieu à des époques alternées.

La respiration, c'est-à-dire l'hématose, est donc la plus importante des fonctions de la chimie vivante, car elle convertit en sang artériel et propre à la vie les fluides arrivés de toutes les parties du corps au poumon, vaste laboratoire toujours en activité.

Les hommes répandus à la surface du globe varient à l'infini leur nourriture et leurs boissons; quelques-uns même (les habitants de l'île de Pâques) mangent la terre et boivent l'eau salée de la grande mer Pacifique, si nous en croyons les relations des voyageurs. Mais tous les hommes respirent le même air ; il offre partout, sur les montagnes, dans les vallées, sur la mer, dans les régions les plus supérieures de l'atmosphère, la plus admirable identité de composition, et c'est à cette condition qu'on doit le maintien de la vie dans les êtres organisés. Supprimez le pain, le vin, la viande, l'homme vivra encore ; il boira de l'eau, mangera des racines et des graines succulentes ; nul changement sensible dans son organisation. Mais variez en une dose infiniment petite la composition de l'amosphère, aussitôt hommes, animaux, végétaux, tout périra pour faire place à la nature brute, ou à de nouvelles organisations dont le germe n'existe même pas aujourd'hui.

Les fièvres intermittentes simples et pernicieuses sont dues aux effluves des marais, qui se perdent dans l'atmophère en quantités tellement minimes, que les instruments de chimie, quelle que soit leur sensibilité, n'en donnent aucune connaissance, et que ces particules ne peuvent être dévoilées par aucun réactif.

Le typhus, qui suit les armées, qui s'établit dans la cale des vaisseaux encombrés, qui, de temps à autre décime la population des hopitaux et celle des villes quand viennent de grandes calamités, la fièvre jaune, qui règne en souveraine sur les rivages humides et brûlants du nouveau monde ; la peste, qui défend les bouches du Nil des invasions de l'Europe, le choléra enfin, fléau mystérieux qui s'est élancé du Gange au Rhin, à la Tamise et au Meschascébé, tous ces fléaux dévastateurs ne reconnaissent pas d'autre cause qu'une variation infiniment petite dans la composition chimique de l'air. Ainsi nos organes sont des instruments de chimie bien autrement sensibles que ceux de la science, car ils répondent avec une énorme énergie quand les réactifs connus gardent le plus profond silence.

Les conditions hygrométriques et thermométriques de l'atmosphère n'ont pas une influence moins grande sur la santé ou la maladie des organes pulmonaires, et sur la constitution de l'homme en général. Les brouillards et le froid qui règnent dans le Nord expliquent le scrofule, la phthisie pulmonaire et les catarrhes en général.

La chaleur des régions équatoriales donne naissance à des

affections cutanées et abdominales qui atteignent les habitants de ces pays brûlants. Elles sont dues non-seulement à l'augmentation de température de l'air, mais surtout à des modifications dans sa composition qui sont amenées par des émanations que l'atmosphère tient en suspension. Or tout nous fait penser que ces principes délétères pénètrent dans l'économie, spécialement par la voie de la respiration.

Les variations barométriques de l'air ne jouent pas un rôle moins important sur la vitalité des poumons. Remarquons d'abord comme la nature est immense et magnifique dans ses procédés. La mer atmosphérique qui domine tout le globe est soumise, comme l'Océan, à des tempêtes qui varient son niveau supérieur, et qui amènent ainsi de grands changements dans sa pesanteur.

Lorsque le temps est au beau fixe, le baromètre, toujours en équilibre avec la colonne d'air qui nous comprime, le baromètre, dis-je, est élevé, et par conséquent le poids de l'air agit sur nous avec toute son intensité. Nos fluides, plus comprimés, sont donc chassés de la périphérie à l'intérieur, activent ainsi les organes foyers sacrés de la vie, et c'est pourquoi nous ressentons cette puissance et ce bien-être qui nous font aimer l'existence.

Nous disons alors que le temps est léger, tandis qu'au contraire il est lourd, aussi lourd que possible; mais il nous rend plus vifs en donnant à notre organisation une énergie nouvelle, et c'est ce qui nous trompe, car nous sommes soumis à une véritable erreur de sensation en trouvant léger l'air arrivé à son summum de pesanteur.

Quand, au contraire, le baromètre est abaissé, nos fluides sont portés de l'intérieur à l'extérieur, à cause de la diminution de la colonne atmosphérique au-dessus de notre tête. Les organes centraux n'étant plus aussi énergiquement stimulés par l'abord des fluides, nous tombons dans la langueur. Alors nous disons que le temps est lourd, tandis qu'il n'a jamais été aussi léger. Il y a donc là encore erreur de sensation. La diminution de la pression peut aller jusqu'à 1,000 liv. ou 500 kilogr.

Les poumons, étant éminemment perméables au sang, éprouvent surtout de la gêne. Cette difficulté de la respiration est principalement remarquable quand ces organes sont malades ou lorsqu'ils ont tendance à le devenir.

Aussi, est-il curieux d'étudier au baromètre les phthisiques et les asthmatiques. Le temps sec et froid leur est moins contraire que l'air froid et humide. Dans le premier cas, le baromètre est élevé, la colonne d'air comprime la périphérie, et le poumon tend à être dégorgé ; en outre, l'hématose est mécaniquement facilitée. Mais les temps humides, qui sont toujours accompagnés d'abaissement du baromètre, facilitent les engouements pulmonaires, ôtent toute tonicité à la muqueuse bronchique à cause de l'humidité répandue dans l'air, et produisent ainsi les engorgements des organes respiratoires. De là, l'oppression, la toux, les étouffements si fréquents chez les phthisiques et les asthmatiques.

Les régions du Nord, qui sont habituellement soumises à ces mauvaises conditions hygiéniques, voient leur population dépeuplée par des maladies organiques dans lesquelles les poumons sont toujours compromis.

L'humidité, avec abaissement de l'atmosphère, est donc surtout fatale à l'homme. Il supporte mieux la diminution de la pesanteur barométrique quand elle est accompagnée de la sécheresse de l'air, et c'est pourquoi les habitants des montagnes sont, en général, plus vigoureux que ceux des plaines, et surtout des vallées humides. Il ne faut pas, du reste, croire que les montagnards supportent en moins une notable différence de la pesanteur atmosphérique. C'est vrai au plus pour les ermites du mont Saint-Bernard, logés aux dernières limites des régions habitables. Les différences barométriques sont peu sensibles pour les autres montagnards ; car les montagnes qui nous étonnent par leur élévation, considérées dans leur ensemble unitaire avec le globe, ne se dessinent pas à sa surface avec plus de saillie que les rugosités sur la peau d'une orange, et les alluvions qui descendent de leurs flancs depuis l'origine du monde tendent à tout niveler, en abaissant leur sommet qu'elles rongent, et en élevant insensiblement les continents et le fond des mers.

La nature opère donc sur l'espèce humaine tantôt par voie de ventouse générale qui affaiblit la puissance de la respiration, hâte la mort des hommes à la poitrine faible, et tantôt par voie de compression générale, qui donne une nouvelle énergie à tout ce qui respire.

Le médecin, ce prêtre de la nature, doit, autant que possible, étudier ses procédés pour établir la statique des résultats faciles à calculer, puisqu'ils sont obtenus sur une échelle immense, et que les nations sont là estimées comme des individualités. Il tirera de ce travail des inductions thérapeutiques qui amèneront les plus admirables conséquences.

J'effleure ici une matière d'une importance majeure : pour mieux la faire comprendre, il faudrait entrer dans les détails que ne comportent pas les étroites limites données à ce mémoire. Cependant, pour faire bien saisir toute l'importance de ce sujet, je vais citer un article que j'ai publié dans le *Nouveau monde*, journal de la théorie de Charles Fourier, et qui, lui-même, ne fait qu'effleurer cette matière. Plus tard, je donnerai tous les développements que comporte le sujet, quand j'aurai établi tous mes autres appareils qui sont encore en portefeuille (1).

---

(1) ÉCONOMIE SOCIALE.

CULTURE DE L'AIR.

> Il faudrait, comme Harpagon, faire graver, en lettres d'or, que l'air est un champ soumis, aussi bien que les terres, à l'exploitation industrielle.
>
> CHARLES FOURIER.

Jetez un coup d'œil sur la mappemonde et cherchez-y les terres cultivées : elles forment une large bande qui entoure le globe comme la ceinture de Vénus. Elle comprend la Chine, l'Indoustan, l'Asie Mineure, les contrées centrales de l'Europe, et, dans le nouveau monde, les États-Unis et le golfe du Mexique. Cette zone de terres cultivées est située presque à demi-distance du pôle nord et de l'équateur. La culture n'est pas également avancée dans ces divers pays dits civilisés ; mais supposons-la, pour un moment, uniforme, la démonstration sera plus facile.

Portons nos yeux au nord de cette zone cultivée, qu'y voyons-nous? la Tartarie, la Sibérie, pays sans culture, occupés par de grands marécages, parce que la main de l'homme n'est pas venue donner le cours aux eaux, éle-

L'étude de l'air et des variations qu'on peut lui faire subir dans son poids, sa composition, sa thermométrie, son hygrométrie, son électricité, celle des combinaisons alternes ou simultanées qu'on peut apporter dans les variations sus-indiquées,

---

ment mobile par essence, et qui gravite éternellement vers la mer, son centre commun. De grands steppes, des plaines sans fin et non cultivées, des forêts sur les montagnes et dans les plaines, s'étendent jusqu'aux mers polaires. Elles sont constituées par une énorme masse de glaces, attaquées inutilement par les rayons obliques du soleil, qui pâlit le voile de brouillards derrière lequel se cache le pôle nord, ce roi des éternels frimas.

Regardons le midi. L'indolent Africain a détruit les forêts et laissé tarir les sources. Les déserts s'étendent, sans interruption, des bords de l'océan Atlantique à la mer Rouge, et de la mer Rouge au golfe d'Ormus. L'Arabie présente au soleil sa face blanchâtre et desséchée.

Par delà ces lignes, se rencontrent les surfaces de l'océan Indien, la mer Pacifique, l'étroit filet de terre qui unit les deux Amériques, et l'océan Atlantique, qui sépare l'ancien monde du continent découvert par Colomb.

Pour bien se rendre compte de ce que je vais dire, il faut non considérer le globe dans toute son étendue, d'un pôle à l'autre, mais bien séparément dans ses deux hémisphères : le boréal, que nous habitons, qui s'étend du pôle nord à l'équateur, et l'austral, qui, partant de l'équateur, comprend l'immense glacier du pôle austral, inaccessible aux navigateurs. Mais laissons ce dernier hémisphère, dont nous occuperons plus tard.

L'étroite ceinture de terres cultivées par les peuples civilisés est donc bornée, d'une part, par une immense surface de terres froides, humides, marécageuses, qui sont couronnées par le cercle des glaces polaires et qui s'appellent Tartarie, Sibérie, Russie du nord, Amérique du nord.

D'une autre part, elle est limitée, au midi, par des terres sans eaux, sans verdure, sablonneuses, réfléchissant les rayons du soleil, qui se reflètent en un mirage éblouissant. Si l'air froid et humide du pôle nord restait confiné dans ses régions de glace, si l'air sec et brûlant de l'équateur ne faisait place à d'autres masses fluides qui viennent se réchauffer, l'atmosphère des régions cultivées, placée sur le chemin de ces masses mobiles d'air, garderait sa température moyenne, et nous ne connaîtrions ni les frimas qui règnent sous l'étoile polaire, ni l'ardente canicule, qui brûle et dessèche les régions intertropicales.

Mais il n'en est point ainsi :

La nature a voulu que le mouvement naquît au milieu d'une masse fluide, toutes les fois que les différentes parties qui la composent ne sont point soumises à une parfaite égalité de température.

L'air des régions intertropicales, rendu ardent par la réverbération des rayons du soleil sur un sable qui scintille, s'élève dans les régions supérieures; il est remplacé par de nouvelles masses d'autant plus rapidement accourues des pôles qu'elles sont plus froides.

cette étude suffirait pour prendre tous les moments d'un médecin qui tiendrait à laisser derrière lui le moins d'inconnues possible, dans une science où les inconnues sont en si grand nombre.

Il y a donc une grande circulation atmosphérique. Elle précipite, du nord au midi, des courants d'air froid et humide, qui, semblables au pèlerin attardé pendant une nuit d'hiver, se hâtent et vont se réchauffer au feu rayonnant du soleil des tropiques ; poussés par la même force circulatoire, des courants d'air chaud et desséché se précipitent vers le nord pour y trouver le froid et l'humidité dont ils sont avides.

Or l'atmosphère des régions cultivées, qui barre en travers ces courants généraux, est elle-même entraînée dans leur mouvement ; aujourd'hui elle marche vers le pôle, et demain se dirige vers l'ardent équateur.

De même, la surface de la terre cultivée a été labourée par les courants opposés des nations du nord et du midi. Dans leur choc elles ont soulevé cette grande tempête dans laquelle s'est abîmé le majestueux vaisseau de l'empire romain, qui croyait à son éternelle navigation sur la mer docile et calme des nations subjuguées.

Chose admirable, l'atmosphère, les mers, le genre humain, tout est soumis à une même loi de circulation ! elle les entraîne par un mouvement alternatif du pôle à l'équateur et de l'équateur au pôle. La bande de terre, cultivée sans unité, sans méthode, par les civilisés, leur atmosphère et les mers avoisinantes ont servi et servent encore de laboratoire où se mélangent ces grands éléments qui tendent à se réunir dans une fusion commune.

L'empire romain avait, pour se défendre des doubles invasions du nord et du midi, ses armées, ses forts, ses fleuves, ses forêts, mais armées et forts furent emportés par les flots soulevés des peuples barbares, les fleuves furent traversés par des ponts construits avec les corps des vainqueurs et des vaincus, et les forêts furent rasées comme un blé fauché par le laboureur quand est venue l'heure de la moisson.

Rien ne put résister au flot des barbares, battant à coups pressés le continent étroit de la civilisation romaine. Ils obéissaient à une force providentielle.

Les civilisés sont aussi impuissants pour défendre leur douce atmosphère contre les attaques incessantes de l'air glacé du septentrion, et contre la soif ardente du vent tropical qui court se dé-altérer dans l'humidité des terres moyennes et septentrionales.

Si l'homme avait la puissance de poser des douanes atmosphériques et de dire à l'air glacial du nord et au kamsin du désert : Vous n'irez pas plus loin, alors on concevrait l'insouciance dédaigneuse des peuples civilisés pour les atmosphères étrangères. Ils se contenteraient volontiers des molles douceurs du ciel qu'ils se sont fait.

Mais il n'en est pas ainsi. Placée au centre des courants, l'atmosphère artificielle des peuples cultivateurs est, à chaque instant, déplacée par la force

Enfin l'air étant, en général, salubre, les hommes peuvent vivre cependant dans des atmosphères locales empoisonnées faute de renouvellement, et ces causes incessantes de maladies justifient ce que j'ai dit plus haut, qu'il ne suffit pas toujours de

---

d'impulsion des vents venus des bouts du monde ; ils lui disent : Marche! marche toujours! et la remplacent un moment pour être eux-mêmes entraînés dans la grande chaîne de la circulation aérienne dont ils forment un des anneaux.

Et, comme si Dieu avait voulu que l'atmosphère ne connût jamais le repos, il a créé une seconde force, qui, avec les inégalités de température, donne à l'atmosphère une impulsion éternelle.

Cette force, la voici :

La terre tournant sur son axe, un point de l'équateur parcourt neuf mille lieues en vingt-quatre heures (c'est l'étendue de la circonférence de la ligne équinoxiale), tandis qu'un point du pôle pivote sur lui-même, et ne parcourt qu'un faible cercle dans le même espace de temps.

Il existe donc à l'équateur une force centrifuge qui donne à l'atmosphère un rapide mouvement de rotation, l'éloigne de la surface de la terre, et fait place ainsi à l'atmosphère polaire, attirée par l'augmentation de la chaleur, et chassée à dos par la force centripète, d'autant plus active qu'on est plus voisin du pôle.

Si donc la température était uniforme partout, ces forces centripète et centrifuge qui agissent du pôle à l'équateur suffiraient pour établir les courants d'air et d'eau qui sillonnent l'atmosphère et les profondeurs de l'Océan, et pour soulever les continents intertropicaux.

L'air brûlant et desséché du midi, l'atmosphère humide et glaciale du nord, fondent incessamment sur notre atmosphère moyenne, l'entraînent dans leur mouvement, et nous apportent sur leurs ailes rapides les maladies, fléaux des corps vivants, la sécheresse, la grêle, le vent de l'ouragan, la gelée, les pluies continues, fléaux de nos cultures. Ils sont provoqués par ces cultures faites sans prévoyance, sans unité sur un sol morcelé, sans harmonie quand la guerre existe entre les hommes, les provinces, les nations, les continents.

Harmonisez donc ces travaux de la terre. Ainsi vous cultiverez l'air, qui est également votre domaine, et la mer, qui, livrée aux vents anarchiques, tous les jours engloutit les riches trésors que vous donnez à porter à ce coursier indocile.

Si donc les peuples civilisés veulent profiter du premier raffinage qu'ils ont donné à leur atmosphère, en cultivant la partie du globe qu'ils habitent, ils doivent

1° Améliorer leurs cultures imparfaites en tous points;

2° Cultiver la terre, en marchant simultanément vers le pôle nord et vers l'équateur.

De grandes fautes ont été commises dans les cultures. Morcelées, elles ont été établies sans logique, sans prévision de l'avenir.

dériver pour guérir les affections du poumon. Les villes même les mieux situées et les mieux assainies n'échappent pas à ces causes morbides, car leurs maisons sont souvent privées d'air, de lumière, et reçoivent encore du dehors des émanations pro-

---

On a déboisé les montagnes et les collines, parce qu'on a eu hâte d'exploiter des forêts séculaires, et de les remplacer par des moissons qui ont un produit plus prompt.

Chaque propriétaire, agissant isolément et ne considérant que le moment présent, s'est pressé de jouir; mais le bonheur a été court.

Les forêts, placées sur les montagnes, attiraient les nuages à elles, entretenaient la source des fleuves, qui promènent leurs eaux de toutes parts et tracent les grandes routes du commerce. En outre, chaque arbre élevait vers le ciel sa pointe électrique, véritable paratonnerre, attirait à lui la foudre, et la conduisait, sans secousse, vers la terre, ce réservoir commun du fluide électrique.

Les montagnes étant déboisées, la foudre put impunément exercer ses ravages. La grêle, l'ouragan, la trombe se développèrent dans toute leur indépendance, et l'année que nous venons de parcourir nous montre un formidable spécimen des ravages que peuvent causer les éléments déchaînés et désharmonisés.

Si donc vous voulez raffiner, à un second degré, votre atmosphère, améliorez vos méthodes, et surtout abandonnez la culture morcelée, égoïste, pour la culture par association, harmonienne.

Cultivant par association, vous reboiserez les montagnes, qui élèvent aujourd'hui leur tête aride et dénudée.

Vous rétablirez, sur les collines, les couches de terre végétale que les pluies torrenteuses ont entraînées dans le fond des vallées.

Les montagnes reboisées serviront d'écran; ce seront des citadelles que vous opposerez au souffle formidable du vent du pôle et à la chaleur du vent du tropique.

Mais ne pensez pas avoir beaucoup fait. Les barrières que vous aurez posées seront un bien faible obstacle, facilement franchi par les vents qui se croisent dans leur course d'un pôle à l'autre. Ils marchent si rapidemene, parce que la différence de température est extrême entre l'aquilon qui part du septentrion aux glaces éternelles, et le vent qui prend naissance dans la fournaise du Sahara et des sables de la Libye. Attachez-vous donc à réchauffer le pôle et à rafraîchir l'équateur.

Si vous marchez de concert, la conquête d'une climature universellement douce est facile; elle est immense dans ses conséquences.

Formez des armées industrielles qui marcheront, les unes vers le pôle, les autres vers l'équateur.

En vous dirigeant vers le nord, desséchez les marais qui occupent le nord de la Russie, la Sibérie, et la Tartarie aux limites inconnues.

Les terres boréales ne seront plus séparées des rayons du soleil par un

venant de mille foyers infects. Les conditions antihygiéniques où se trouvent les habitants des villes expliquent leur dépopulation, qui aurait lieu, et qui les rendrait rapidement dé-

---

voile épais de brouillards. Les céréales et diverses plantes germeront et dessécheront le sol, qui, labouré, défoncé, boira plus facilement l'humidité que laissent les pluies.

Toutes les contrées du nord, bien cultivées, élèveront la température de ces régions au moins de douze degrés. Alors les glaces qui entourent le pôle commenceront à se fondre, et les passés du nord, si vainement cherchées par les Anglais, seront ouvertes au commerce maritime, qui, par le nord de l'Amérique comme par le nord de l'Europe et de l'Asie, arrivera facilement au détroit de Behring.

Et ce que je vous dis n'est point une rêverie. L'histoire passée des régions polaires ne nous est point transmise par des preuves écrites; mais la terre renferme dans son sein les preuves irréfragables de la température élevée qui régnait au pôle dans les temps antédiluviens. Nous trouvons dans le sol les débris fossiles de l'éléphant mammouth, espèce perdue aujourd'hui, et d'autres races vivantes, qui avaient besoin, pour exister, de verdure, de forêts, et d'un climat plus doux que celui dont s'accommodent seulement le renne et l'ours blanc, solitaires enfants des frimas.

Nos douces contrées elles-mêmes, autrefois, ont été habitées par des races d'animaux qui ne vivent que sous le feu de l'équateur; le palmier s'est balancé où croissent nos peupliers murmurants, et les bruyères gigantesques ont couvert nos plaines fertiles.

Si la température des régions polaires a été chaude autrefois, pourquoi ne le serait-elle pas aujourd'hui? La destruction des glaces éternelles qui dominent le globe aura donc lieu quand les armées industrielles, les attaquant de toutes parts, dessécheront et fertiliseront d'abord les terres qui les environnent.

L'histoire des contrées intertropicales nous est mieux connue. Il y a quelques siècles seulement, l'Algérie, aujourd'hui presque sans culture, était couverte de riches cités et villas romaines, que nous rencontrons éparses sur le sol, comme des feuillets égarés de l'histoire de ce vaste empire. L'Espagne, aujourd'hui desséchée, l'Italie, la Sicile et ses riches cités, la Grèce à la gloire éternelle, autrefois pays des oliviers et maintenant sans eau et sans arbres; la Syrie et l'Égypte, désertes aujourd'hui et traversées par de rares caravanes, qui se reposent au milieu des ruines des villes les plus magnifiques, et, derrière ces pays désolés, le Sahara, les déserts de la Libye, qui se perdent jusqu'au centre de l'Afrique, cette terre de feu, l'Arabie, qui ne présente au soleil que des pierres et du sable, voilà la vaste fournaise allumée par un soleil qui darde ses rayons surplombés.

Si donc vous voulez rafraîchir le vent du midi qui dessèche vos moissons, rétablissez les cultures qui ont donné à ces pays, dont je vous ai fait le dénombrement, le nom de grenier de l'empire romain. Si vous trouvez trop hardie l'idée d'aller attaquer les glaces du pôle et déblayer la mer qui l'en-

sertes, si les habitants des campagnes ne venaient incessamment remplir et au delà les vides que la mort a faits.

La vie sédentaire, qui enlève à la peau ses fonctions dépura-

---

vironne ; si vous croyez ce travail impossible, que me répondrez vous, quand je vous dirai : Rendez au moins au bassin de la Méditerranée, ce *mare nostrum* des anciens, la splendeur agricole dont il jouissait sous la colonisation de Tyr, de la Grèce et de Rome la conquérante.

Et, quand vous aurez accompli ce premier travail, le goût des grandes choses vous viendra, parce que vous aurez été grands, et vous courrez éteindre l'incendie du Sahara et réchauffer les pôles ; ce sera chose facile au monde harmonien.

Si les Barbares, au lieu d'envahir l'empire romain, s'étaient retournés vers le tropique ; si les Tartares, au lieu de porter la dévastation dans le centre de l'Asie, avaient attaqué, avec la charrue, leur sol, qui ne demande qu'à produire ; si les conquérants du nouveau monde n'avaient pas exterminé tous ses habitants ; si, de nos jours, les nations civilisées n'avaient pas usé, pendant un quart de siècle, leur force contre la révolution française, guidée par Napoléon ; si toutes ces forces, qui se sont mutuellement détruites, dans une lutte de dix-huit siècles, avaient réuni leurs armées innombrables pour dompter les fleuves fougueux, réunir les mers par des canaux, par des chemins de fer, labourer le sol, dessécher les marais et reboiser les montagnes, la théorie de Fourier sur la restauration des climatures ne serait plus le rêve d'une âme sublime, le cri d'espoir d'un esprit providentiel ; cette restauration ne serait plus traitée d'impossibilité : nous en profiterions ; nous vivrions sous sa bienfaisante influence.

Oh ! permettez-moi de vous dire ce que serait notre globe cultivé par les hommes soumis à la loi d'attraction.

Du pôle nord s'élancerait un vent adouci dans sa rigueur, et qui, marchant d'un mouvement lent et uniforme, rafraîchirait notre atmosphère et répandrait l'humidité sur la verdure. Les vents de l'équateur, montant mollement vers le pôle, répandraient partout la chaleur et l'électricité, cette âme matérielle de la nature organique.

Dans les pays favorisés, trois récoltes seraient permises dans le courant d'une année. Les terres polaires auraient une récolte, qui serait doublée pour les régions intermédiaires. L'olivier, l'oranger, le grenadier, aujourd'hui chassés de la Provence, conquerraient de nouveaux domaines, et couvriraient les rives de la Loire, de la Seine, du Danube. Les céréales balanceraient leur tête sur les bords de la mer Glaciale, et l'Anglais, le Danois, le Prussien pourraient offrir à leurs hôtes un vin cueilli sur leurs coteaux aujourd'hui trop glacés.

L'embouchure du Gange étant déblayée, ses eaux, au lieu de se déverser dans des marais infects, descendraient vers la mer, emportant sur leur dos les flottes du commerce. Alors serait éteint dans sa source le choléra, qui, ouvrier infatigable, a fauché l'espèce humaine des bouches du Gange à la Tamise, de la Tamise au Meschascébé.

tives, à cause de l'inertie produite par l'immobilité, par le défaut du grand air et de l'insolation, produit encore des affections pulmonaires chroniques, avec altération générale de l'organisme, parce que le poumon est pour ainsi dire chargé seul de la dépuration générale.

A cette même cause antihygiénique on doit attribuer les flux muqueux qui affligent les femmes des villes, et qui trop souvent remplacent chez elles la menstruation.

Les bouches du Nil étant nettoyées, nous éteindrions dans sa source la peste, le fléau qui, depuis six mille ans dévaste l'espèce humaine.

Des travaux confiés à nos armées industrielles détruiraient également le foyer de la fièvre jaune, qui se plaît dans les terrains bas et marécageux de l'Amérique intertropicale.

Les brouillards du nord étant vaporisés, le scorbut, le scrofule qui s'infiltre dans le sang de l'homme avec le froid humide, disparaîtraient, et nos enfants ne pourraient croire à tous les maux qu'ont supportés leurs pères, vivant sous la loi de l'anarchie politique, agricole et manufacturière.

Les philosophes de la civilisation ont dit qu'il y avait trop d'hommes sur la terre. Mais, examinez le globe ; il est désert. Quelle force contre la nature a donc l'Américain perdu dans ses forêts sans limites ? Sa faiblesse vient de son isolement, et vous dites que la terre est trop peuplée ! Mais l'Afrique n'est qu'un vaste désert brûlant faute de culture. C'est une fournaise ardente qui envoie son atmosphère brûler vos moissons, et vous montrer toute la vanité de vos efforts isolés et discordants.

Mais dans l'Asie centrale se promènent de rares hordes de Tartares, rois solitaires de steppes sans limites. Mais enfin, la Nouvelle-Hollande, aussi grande que l'Europe, n'a que quelques milliers d'habitants.

Et vous dites que la terre est trop peuplée, quand le genre humain succombe à la tâche non-seulement à cause de l'anarchie qui le dévore, mais encore à cause du petit nombre de ses membres.

Crsissez et multipliez, la terre est assez grande pour vous loger, assez fertile pour vous nourrir ; pressez son sein, et aussitôt en sortira un lait bienfaisant.

Quand, d'un bout de la terre à l'autre, l'homme rencontrera dans son semblable un ami, un frère, un associé intéressé à la culture intégrale et raisonnée du globe, cet être, créé à l'image de Dieu, pourra se multiplier à l'infini, comme les étoiles du firmament.

L'immense clavier du genre humain, qui, épars en cordes isolées, ne produit que des notes solitaires, accordé par le doigt intelligent de Fourier, lancera, d'un pôle à l'autre, des flots d'harmonie, qui, montant vers le ciel comme les sons d'un orgue gigantesque, porteront aux pieds de l'Éternel nos vœux d'amour et de reconnaissance.

DE BONNARD.

Quand nous posséderons des instruments mensurateurs de la respiration, on pourra comparer l'hématose chez les personnes en santé et chez celles atteintes de différentes maladies du poumon. Il est facile d'entrevoir dès aujourd'hui les résultats qu'on obtiendra.

En général, on trouvera la constitution d'autant plus robuste que l'hématose sera plus riche, que la respiration sera plus ample, plus large. La respiration est un excellent baromètre des fonctions de la chimie vivante, puisque tous les fluides de l'économie viennent recevoir une dernière élaboration dans le parenchyme pulmonaire. Un phthisique respire quelques décimètres cubes d'air dans un temps donné, tandis qu'un homme bien portant en absorbe une quantité double et quadruple.

Les fonctions de composition languiront donc chez le phthisique, tandis qu'elles seront actives, énergiques chez l'homme bien portant, et, dès lors, les fluides des premiers seront pauvres et porteront dans tous les organes non la force avec la vie, mais une excitation molle et pleine de langueur, qui produira une mauvaise nutrition.

Puisque le sang transporte partout la vie, on doit avoir constamment l'attention fixée sur l'hématose, cette grande fonction qui l'élabore et qui est étroitement unie à tous les actes organiques : on devra donc la favoriser avant tout, l'aider, l'activer quand elle languira, et l'on rallumera ainsi le flambeau de la vie, vacillant et prêt à s'éteindre.

Il m'est venu un grand nombre de malades languissants. Qu'avaient-ils? Une pleurésie? Non. Une pneumonie ou un catarrhe chronique? Pas plus. Le bruit respiratoire était normal, mais peu intense. Il y avait de l'oppression, sans qu'on pût clairement diagnostiquer un engouement pulmonaire. Le teint était pâle, plus ou moins terne; tout l'organisme dépérissait en suivant un mouvement lent de décomposition. Il n'y avait donc point maladie proprement dite; c'était comme le crépuscule par rapport à la nuit; c'étaient les symptômes précurseurs d'affections chroniques entraînant avec elles la ruine de l'économie entière. A mon avis, le symptôme dominant était un défaut d'hématose par suite d'engouement faible encore. Il fallait donc détruire d'abord cet engouement, et c'est le propre des applications hémospasiques.

J'ai rétabli ainsi bien des santés languissantes. Le teint s'est coloré, l'appétit a repris de l'énergie, et une force nouvelle s'est répandue dans les membres avec un sang plus abondant et plus riche.

Bien souvent on a l'imprudence de saigner dans des cas pareils; l'oppression est détruite pour un moment, mais il est rare que des symptômes plus graves tardent à paraître.

Ceci explique l'impuissance de la médecine pour régler les jeunes filles chlorotiques. La gêne de la respiration appauvrit le sang, ce qui cause l'inertie de tous les organes, et par conséquent l'aménorrhée. Grande est donc l'imprudence du médecin qui saigne ces jeunes filles; il devrait les oxygéner, et c'est ce que notre art pourra faire avant peu. L'hématose étant enrichie, toute notre économie s'en ressentira, une nouvelle sève parcourra tous les organes, et la menstruation s'établira, comme conséquence de la puissance des organes génitaux suffisamment surexcités.

J'ai, en effet, cherché vainement à provoquer les règles quand le sang n'était pas riche, et que toute l'économie languissait dans l'étiolement chlorotique. La nature s'est montrée presque constamment rebelle à toute évacuation forcée, tandis que la menstruation s'est établie avec une remarquable facilité chez les femmes d'une constitution suffisante.

Aussi, pour que les règles viennent, il faut que les organes génitaux aient une excitation assez vive pour qu'ils puissent être le siége d'une congestion active. Le point de départ de l'évacuation menstruelle est la déchirure des vésicules ovariques, qui laisse passage à l'ovule : cette déchirure n'a lieu que par suite d'un travail actif des ovaires et d'une congestion périodique qui cesse aussitôt la déchirure opérée. La trompe de Fallope et l'utérus entrent en turgescence par suite de cette espèce d'inflammation ovarique; et, aussitôt que l'ovule est expulsé, ces organes se dégorgent et contribuent, chacun proportionnellement, à l'évacuation menstruelle.

Les observations du docteur Négrier (d'Angers), qui m'ont été communiquées par le docteur Briau, chargé de les présenter au monde savant, ne laissent aucun doute sur ce mécanisme de la menstruation. Les pièces anatomiques apportent leur témoignage irréfragable; c'est aujourd'hui une vérité acquise. Dès lors est-il surprenant qu'un sang appauvri ne puisse opérer ce travail actif des ovaires?

Pour régler une femme, il faut donc, aux procédés hémospasiques modifiés pour que leur action soit directe sur les organes génitaux, joindre les moyens qui donneront à l'économie plus de puissance et d'expansion. Or, le plus souvent, le médecin rencontre la nécessité d'activer l'hématose pour donner au sang des conditions plastiques qu'il ne possède pas.

Régler une femme, ce n'est donc point résoudre un problème de physiologie simple; c'est, au contraire, le plus souvent modifier l'économie dans son ensemble, et amener l'éruption comme conséquence de ce changement profond. Le médecin qui ne posera pas ainsi la question échouera presque constamment; il ressemblera au jardinier qui voudrait recueillir des fruits avant la floraison.

La chlorose est une maladie qui doit vivement fixer l'attention des hommes de l'art : nous y trouvons l'appauvrissement de l'hématose qui porte le désordre dans toutes les fonctions; c'est une maladie générale dans toute la force du terme. Pour régler les jeunes filles aux pâles couleurs, il faut donc d'abord les guérir de leur chlorose. C'est pourquoi le traitement général doit précéder, accompagner les applications hémospasiques. Mais ces dernières rendront toujours d'immenses services dans le cours du traitement, en dégorgeant le poumon, si disposé à s'engouer et fonctionnant mal quand ses vacuoles ne sont plus complétement perméables à l'air.

Les procédés hémospasiques existants aujourd'hui ont donc besoin d'être complétés, ou plutôt il faut que la science entre dans une nouvelle voie, qu'elle prenne l'air atmosphérique pour agent modificateur. Il faut activer les fonctions du poumon, agrandir, autant que possible, la cavité thoracique, l'inonder des flots d'un air plus ou moins comprimé, qui pénétrera dans ses dernières vacuoles et accomplira l'hématose sur une échelle bien autrement large que celle établie dans les poumons de nos jeunes filles des villes. Cet air sera simple ou médicamenteux, sec ou humide, froid ou chaud suivant les indications, et vous obtiendrez alors d'immenses résultats. Là est le vrai traitement de la chlorose, de l'aménorrhée, et d'une foule de maladies de langueur qui minent sans relâche la frêle constitution de nos jeunes filles aux formes débiles.

Cessez de prendre l'estomac comme point d'attaque de ces maladies. Le poumon sera plus accessible à votre action, et les modifications auxquelles vous le soumettrez auront un bien autre retentissement dans l'organisme. Quand l'hématose se fera plus complétement, la digestion sera plus puissante, et toutes les sécrétions prendront une activité nouvelle. Mais, si vous voulez ranimer la digestion, sans que le poumon animalise avec plus d'énergie les liquides qui en sont le produit, alors vous gorgerez l'économie d'un sang séreux et pâle, et bientôt les organes digestifs eux-mêmes refuseront tout service. Je ne puis trop le dire, le poumon est le point d'attaque que vous offre la nature; l'air modifié dans ses propriétés sera l'arme mise entre les mains du médecin, et l'hématose activée donnera une nouvelle vigueur à toutes les fonctions, les organes recevant un sang plus riche en principes de vie, et qui coulera à pleins bords dans le torrent circulatoire. Là est la vraie médecine.

MALADIES DES YEUX.

L'hémospasie réussit d'une manière remarquable dans le traitement de diverses maladies des yeux. Je pourrais citer un grand nombre d'observations ayant trait à des ophthalmies oculaires ou palpébrales, aiguës ou chroniques, et qui ont été guéries rapidement. L'hémospasie est autrement expéditive que toutes les méthodes connues ; mais, avant tout, elle a sur elles un avantage que je vais faire ressortir ici.

Elle nous permet d'attaquer des maladies oculaires regardées comme à peu près incurables, et dans ces cas désespérés la part de ses succès est encore assez large. L'amaurose ou goutte sereine a trouvé enfin un agent thérapeutique puissant dans l'application de mes appareils ; j'ai obtenu des résultats merveilleux que rien ne devait faire prévoir. Il m'est aujourd'hui prouvé que l'amaurose est bien souvent congestive, et par conséquent curable. L'expérience seule pouvait nous éclairer sur l'étiologie si obscure de cette grave affection.

Quant à l'ophthalmie, lorsqu'elle atteint un sujet scrofuleux et qu'elle prend le caractère chronique, elle donne souvent lieu à des épanchements entre les lames de la cornée qui amènent une cécité plus ou moins complète. Or, jusqu'à présent, la science était presque impuissante pour faire résorber ces épanchements et guérir l'ophthalmie. L'hémospasie vient là encore manifester son énergie. Toujours la résorption a commencé dans le cours de la première opération ; je n'ai pas encore vu manquer ce singulier résultat. La position de la cornée, qui fait partie de la périphérie, explique cet effet soudain du traitement par le vide. L'amaurose, au contraire, qui tient à une lésion de parties internes, demande plus de temps pour se modifier et se guérir.

L'expérience me fait entrevoir également la possibilité de guérir sans opérations certaines espèces de cataractes, en provoquant une forte résorption dans l'œil. Je ne possède pas encore de faits assez nombreux, mais le peu que j'ai vu me démontre cette possibilité.

PREMIÈRE OBSERVATION.

Amaurose congestive grave. L'œil gauche est complètement perdu depuis six mois. Guérison après deux mois de traitement hémospasique.

Mademoiselle Célestine Thellot, vingt ans, coloriste de cartes géographiques, rue Contrescarpe-St-Marcel, n° 10; tempérament nerveux, sanguin, bonne constitution, bien réglée; sujette, depuis l'âge de quatorze ans, à des palpitations. Elle s'est livrée à des travaux excessifs, surtout à la lumière, passant des nuits entières à colorier ses cartes. Peu à peu elle s'est aperçue que sa vue faiblissait; puis des douleurs atroces se sont fait sentir à la tête : c'était, dit-elle, comme si on lui avait ouvert le crâne. En octobre 1837, ses yeux la firent beaucoup souffrir, puis elle vit voltiger devant elle, comme des papillons, des étincelles blanchâtres, rouges, noires, etc., etc. L'œil gauche, plus malade que le droit, se perdit définitivement en avril 1839, et ne perçut plus la lumière. L'œil droit faiblit de plus en plus; cependant la malade se conduisait encore. Elle cessa forcément tout travail en juin 1839.

Les docteurs Baillarget et Furnari, rédacteur en chef de l'Esculape, consultés par elle, lui prescrivent successivement le traitement qui suit, et qui dura quatre mois : frictions aux tempes avec l'onguent napolitain, six saignées en trois semaines, bains de pieds sinapisés, quatre par jour; collyre ammoniacal; ventouses scarifiées dans le dos, et enfin saignée de pied. Nulle amélioration, l'œil gauche est toujours perdu, le droit très-affaibli, la céphalalgie extrême.

Le 21 octobre, la malade m'est envoyée par le docteur Furnari. Je constate une énorme dilatation, et la presque immobilité de la pupille gauche. La droite, très-dilatée, se contracte encore; les douleurs de tête sont constantes, comme je l'ai dit plus haut, et n'ont pas cédé à l'énergie du traitement antiphlogistique employé.

Pendant deux mois consécutifs nous employons l'hémospasie sans autre amélioration que la diminution de la céphalalgie; une trentaine d'opérations sont faites, la plupart avec énergie, la malade n'espérant plus que dans mon traitement. Le 25 décembre 1839, les douleurs cessent tout à coup entièrement, et la vue devient meilleure. Le 26, la malade voit à terre un grain de café et des aiguilles perdues sur le parquet; elle interrompt alors le traitement, reprend imprudemment son état de coloriste, et recommence à passer les nuits à un travail fatigant.

Douze jours après (8 janvier 1840), des douleurs reviennent à la tête, et la vue baisse. Une double opération hémospasique arrête ces symptômes et la malade reprend encore ses travaux. Le 20 janvier, la vue faiblit de nouveau, l'œil gauche se perd encore complétement. Les 21, 22 et 23 janvier, hyper-hémospasies qui amènent une guérison telle, que la malade lit avec son œil gauche des caractères fins, et même dans l'ombre. Cependant de nouveaux symptômes viennent de se déclarer. L'œil gauche, qui avait été tout à fait perdu, est aujourd'hui excellent, et le droit est affecté, depuis quelques jours, d'une amaurose incomplète que nous combattons.

Cette observation est remarquable. L'amaurose était congestive évidemment; le siége de la congestion était dans le cerveau: peut-être que la rétine était elle-même compromise. L'art avait épuisé toutes ses ressources. Que pouvaient faire les révulsifs connus jusqu'à ce jour, puisqu'il nous a fallu deux mois de lutte opiniâtre et journalière pour détruire la congestion favorisée par la circulation siphonienne du cerveau, dont j'ai exposé précédemment le mécanisme? La méthode hémospasique, qui n'affaiblit pas malgré ses fabuleuses révulsions, pouvait seule proportionner ses moyens à l'énergie du mal, et baisser le niveau de la circulation du cerveau, élevé au-dessus de sa condition normale. On devait regarder cette malade comme à peu près incurable. Je lui ai pratiqué plusieurs fois de doubles hémospasies pelviennes. Qu'on juge de l'énormité de la dérivation, en songeant que les deux jambes et moitié des cuisses étaient doublées de volume, violacées et durcies presque comme du métal! Et nous avons dû employer deux mois ce traitement pour arriver à bonne fin! Ceci nous explique l'impuissance, si bien avérée aujourd'hui, des sétons, vésicatoires, bains de pieds, purgatifs, etc., qui produisent un ébranlement à peine sensible, tandis que nos appareils donnent une commotion profonde qui retentit dans toute l'économie, et met un large barrage à la circulation. Pendant ce traitement, la malade a été tourmentée d'une faim dévorante; elle a mangé jusqu'à quatre livres de pain par jour, sans compter les autres aliments, et cela sans engraisser. Cette voracité se développe assez souvent chez les malades hémospasiés.

DEUXIÈME OBSERVATION.

Amaurose intermittente. Guérison.

Bien qu'il soit difficile de dire quel rôle l'hémospasie joue dans l'observation suivante, elle est d'ailleurs si curieuse, sous tous les rapports, que je crois devoir la présenter ici.

Madame Proust, 22 ans, demeurant quai Napoléon, n° 7, est mariée depuis deux mois. Sa santé est habituellement bonne, quoiqu'elle ait été atteinte, il y a dix-huit mois, à Châlons-sur-Marne, d'une maladie qui paraît être une méningite. Dans le courant de juillet dernier, elle fut prise sous le type tierce de gastralgie violente, sans frisson, sans chaleur, sans transpiration et sans dérangements circulatoires. Quelques jours après, à la douleur gastralgique succéda, sous le même type, une cardialgie précédée d'un léger frisson, mais sans transpiration terminale de l'accès. Peu de temps après, et au moment où l'invasion de la cardialgie avait coutume de se déclarer, une amaurose complète frappa la malade avec la rapidité de l'éclair. Il ne lui restait aucune perception de la lumière; ses pupilles étaient soumises à un mouvement oscillatoire de dilatation et de contraction, qu'on ne pouvait attribuer à la présence ou à l'absence des rayons lumineux. Il y avait une légère douleur à la gorge, et le visage était plus rouge que dans l'état normal. Du reste, point de céphalalgie et point de troubles dans la circulation. Cet état existait depuis douze heures lorsque je fus appelé près de la malade. Je pratiquai une forte hémospasie sur les membres inférieurs, qui devinrent très-volumineux et très-durs. Il y eut tendance à la syncope, et la malade éprouva un grand soulagement dans la tête qui lui paraissait, disait-elle, comme vidée; le mal de gorge avait complétement cessé, et quarante-cinq minutes après l'opération terminée, la vue revint subitement comme elle était disparue. Sous l'influence des médicaments antipériodiques et d'une application homospasique, la maladie ne revint pas pendant huit jours ; mais au bout de ce laps de temps un nouvel accès amaurotique revint aussi subitement que la première fois, et fut détruit par les mêmes moyens.

Plus tard encore, et quand tout nous faisait espérer la disparition définitive de cette singulière affection, une troisième attaque eut lieu, mais moins intense, car, lorsque je me transportai auprès de la malade, huit heures après l'invasion, elle avait perception de la lumière qui lui paraissait rouge ; aussi la vue revint-elle complétement pendant l'opération. Je conseillai l'emploi à doses décroissantes de sulfate de quinine, et depuis ce jour la malade paraît définitivement guérie.

La vue devait-elle revenir sans le secours de l'hémospasie ? Cela est possible, probable même ; cependant il est difficile de croire que les opérations hémospasiques n'aient eu aucune influence sur la durée et la non-reproduction des accès.

TROISIÈME OBSERVATION.

Ophthalmie scrofuleuse chronique. Cécité durant depuis trois mois. Guérison après vingt-huit hémospasies pelviennes.

Mademoiselle Fraigneau, 24 ans, demeurant passage Brady, n° 18, d'un tempérament éminemment lymphatique, est affectée, depuis trois mois et demi, d'une double ophthalmie passée à l'état chronique. Habituellement peu réglée, elle a été jadis atteinte de tumeurs scrofuleuses. L'inflammation des organes oculaires fut attaquée, dans sa période aiguë, par des émissions sanguines ; puis, quand l'acuité eut cédé, M. le docteur Gendrin fit appliquer un cautère à la nuque, et administra des préparations amères et ferrugineuses à l'intérieur. Ces moyens produisirent peu d'effet, et mademoiselle Fraigneau, désolée de son état, vint demander mes soins.

Au 15 août 1839, l'inflammation occupait la conjonctive oculo-palpébrale et la cornée transparente. Entre les lames de celle-ci on apercevait l'épanchement d'un liquide lactescent, dont l'épaisseur ne permettait plus de distinguer la pupille; cet épanchement était plus considérable à gauche qu'à droite. La malade, complétement aveugle, distinguait à peine le jour de la nuit; un cercle de vaisseaux capillaires rougeâtres circonscrivait la cornée, et les yeux, vus dans leur ensemble, présentaient avec les paupières une masse rougeâtre, tuméfiée, au milieu de laquelle se dessinait la cornée, couleur blanc terne.

Je saisis avec empressement l'occasion qui m'était offerte d'étudier les lois de l'absorption du liquide de la cornée, sous l'influence de l'hémospasie, et je n'eus pas lieu de m'en repentir. Une première application, pendant laquelle la pression atmosphérique fut maintenue sur les deux jambes, à 23 et 24 pouces, durant une heure, provoqua plusieurs syncopes à la suite desquelles un mieux sensible à tout le monde se manifesta; la rougeur de la conjonctive avait disparu. Le lendemain, nouvelle application, et la malade, pleine d'espoir, me laissant maître de gouverner les opérations à mon gré, je résolus de secouer vivement l'économie, et de vider les vaisseaux supérieurs pour activer l'absorption du liquide de la cornée. En effet, j'attaquai une inflammation chronique établie sur un sujet entaché de vice constitutionnel, et sur un tissu (la cornée) peu riche en sympathies. Il fallait agir puissamment; la diminution de pression fut maintenue deux heures, et provoqua neuf syncopes. La malade fut transportée chez elle, ayant sur ses traits la pâleur de la mort. Le résultat de cette opération fut décisif; le nuage lactescent de la cornée se fonça, et l'on put apercevoir la pupille. Dès la quatrième opération, mademoiselle Fraigneau distingua les boutiques et mêmes les desseins de son foulard.

Au bout de quinze jours de traitement, elle pouvait être considérée comme guérie, lorsque des chagrins qui lui avaient fait verser d'abondantes larmes occasionnèrent une rechute. L'hémospasie fut continuée pendant vingt-huit jours, tantôt aux membres supérieurs, tantôt aux membres abdominaux; et, au bout de ce temps, les yeux étaient revenus à leur état normal, la malade lisait et écrivait parfaitement bien. La guérison s'est maintenue, et, sous l'influence des amers, la santé s'est notablement améliorée. Mademoiselle Fraigneau était regardée comme incurable.

Cette observation nous a présenté plusieurs particularités dignes de remarque. Opérée de midi à deux heures, les premiers jours, la malade y voyait bien dans la soirée, et le lendemain, quand la réaction avait eu lieu, elle se réveillait aveugle. Le cautère qe'elle portait à la nuque, desséché pendant l'opération, recommençait à donner pendant la nuit, et servait ainsi de baromètre au mouvement de descente et d'ascension des fluides. La mémoire a été aussi, pendant un moment, un peu affaiblie. Il est probable aussi que les fonctions de l'hématose, qui sont peu actives chez les scrofuleux, auront été vivement ranimées par les opérations, et auront ainsi contribué à la guérison de la maladie locale et à l'amélioration de l'état général, en fournissant aux organes un sang plus riche. Une autre chose digne d'intérêt, c'est que, malgré le nombre considérable des applications hémospasiques faites, pour ainsi dire, coup sur coup, sur cette malade, et malgré l'énorme afflux de liquides qu'elles ont amené dans les membres, aucune gêne, aucune maladie locale n'en a été la suite. Je donnerai plus tard une autre observation qui démontre bien mieux encore l'innocuité de l'accumulation des fluides dans les membres, quand ils sont sains, puisque j'ai fait au moins cent opérations sur les jambes d'une aveugle admise aux Quinze-Vingts, et cela sans nul inconvénient local ou général.

QUATRIÈME OBSERVATION.

Ophthalmie chronique avec ulcération de la cornée datant de 6 ans; impuissance de tous les traitements employés ; guérison par l'emploi de l'hémospasie seule.

Caroline Masson, faubourg Saint-Martin, 82, âgée de 14 ans et demi, non réglée, brune, petite, un peu lymphatique, santé assez bonne, quoique délicate, s'enrhumant facilement à la moindre cause.

A l'âge de 8 ans, elle fut atteinte d'une double ophthalmie oculo-palpébrale assez intense, mais non accompagnée de symptômes généraux. Attaquée par les évacuations sanguines locales, la maladie parut céder d'abord, mais revint au bout de quelques jours avec énergie. 6 ans se passèrent avec des alternatives continuelles de mieux bientôt suivies de rechutes, et l'inflammation de la conjonctive se compliqua d'ulcération à la cornée droite.

Pendant ce temps, tous les traitements possibles furent mis en usage : vésicatoires au bras et à la nuque, onguent napolitain autour des yeux, frictions sur le dos avec la pommade d'Authenrieth, deux sétons aux tempes furent successivement employés sans aucun succès d'après les conseils de MM. les docteurs Sanson, Sichel et Jobert de Lamballe, qui furent consultés par la malade.

Lorsqu'elle se présenta à mon institut, le 7 janvier 1840, les paupières étaient rouges et tuméfiées, ainsi que la conjonctive oculaire. La photophobie était très-grande, et c'est avec peine qu'on put relever les paupières et constater l'existence des deux ulcérations à la cornée transparente de l'œil droit. La malade se mouchait continuellement, et les larmes coulaient de ses yeux aux moindres mouvements de paupières.

Ce même jour, 7 janvier, une première opération hémospasipelvienne fut suivie d'un mieux sensible qui, à l'aide de deux opérations suivantes, se maintint au point que la malade put ouvrir les yeux et regarder la lumière, ce qu'elle ne pouvait pas faire depuis longtemps. Le 12 janvier, récidive de la maladie combattue par le même moyen et avec un égal succès. La malade continue le traitement. Une seconde récidive eut encore lieu vers la fin de janvier, mais moins intense que la précédente.

A dater du commencement de février, la maladie a marché rapidement vers la guérison ; et aujourd'hui, 28 février, après trente opérations, la cure paraît radicale. La petite Caroline a les yeux dans un état parfait sans aucun symptôme d'inflammation. Les ulcérations ont considérablement diminué d'étendue et ne paraissent plus que sous forme de deux points blanchâtres qui s'effacent de plus en plus. On continuera encore le traitement pendant quelques jours pour consolider la guérison.

CINQUIÈME OBSERVATION.

Catarrhe chronique des bronches. Affaiblissement de la vue depuis 10 ans; guérison après trois hémospasies pelviennes.

Madame Neveu, tenant un restaurant, rue Neuve-de-Chabrol, 9, âgée de 50 à 60 ans, grasse, sanguine, d'une bonne constitution, était atteinte, depuis plusieurs années, d'un catarrhe bronchique chronique, avec expectoration abondante et oppression habituelle. A l'auscultation on entendait un râle muqueux à bulles moyennes et du râle sonore grave uniformément répandus dans les deux poumons. Du reste, la santé était assez bonne. Depuis 10 ans, madame Neveu, dont la vue s'était insensiblement affaiblie, portait des lunettes. Ses yeux, examinés, ne laissaient rien apercevoir de particulier. Il y avait quelques vaisseaux rouges disséminés sur la sclérotique, mais rien n'annonçait précisement une congestion des membranes de l'œil, et l'on ne pouvait raisonnablement attribuer à l'âge l'affaiblissement de la vue.

5 février 1840. Hémospasie pelvienne. La toux est presque supprimée, ainsi que les crachats, la malade lit et écrit sans lunettes, sa vue a repris autant de puissance que dans la jeunesse.

Le 6 et le 7 février, nouvelles hémospasies qui font disparaître le catarrhe chronique. La vue se maintient et madame Neveu abandonne définitivement l'usage incommode des lunettes. La guérison est radicale.

MALADIES DE L'OREILLE.

Je laisse aux médecins spéciaux le soin d'indiquer toutes les causes de la surdité.

Quand elle tient, comme chez beaucoup de sourds et muets, à l'absence native d'une ou plusieurs des parties constitutives de l'oreille, elle est incurable. Quand elle reconnaît pour cause la destruction accidentelle du mécanisme de l'oreille interne, comme la carie ou nécrose des osselets de l'ouïe entraînés par une suppuration, je ne pense pas qu'elle laisse grand espoir.

Mais lorsqu'elle tient à une congestion soit du cerveau, soit de la muqueuse du tambour et de la trompe d'Eustachi, soit à une inflammation chronique des parties de l'oreille externe, que cette phlogose soit simple ou compliquée de quelque vice spécifique, alors le médecin doit concevoir une juste espérance de guérison.

Jusqu'à présent il n'était pas facile d'ébranler les congestions fixées dans l'oreille ou ses dépendances, ce qui explique l'espèce d'incurabilité dont ces maladies sont frappées. Mais l'hémospasie vient faire changer les chances de la lutte, et de plus, elle aide puissamment le médecin qui étudie l'étiologie obscure de ces affections. Les observations suivantes sont dignes de fixer l'attention du lecteur.

PREMIÈRE OBSERVATION.

Surdité datant de 15 ans. Guérison après trois applications hémospasiques.

Henri Morel, ouvrier tailleur, 18 ans, rue de Bourgogne, 22, lymphatique, constitution peu robuste, bonne santé, était sourd depuis sa naissance, mais non pas de manière à ne pouvoir apprendre à parler. La surdité a surtout augmenté depuis l'âge de quatre ans, et l'oreille droite a toujours été meilleure que la gauche. Quand il se mouchait, ce qui était rare, le nez sécrétant habituellement très-peu de mucus, il entendait mieux de l'oreille droite, et alors il pouvait percevoir le bruit du canon; il était parfois trois semaines de suite sans pouvoir obtenir ce résultat, tant la muqueuse nasale conservait de sécheresse, et alors la même oreille droite ne pouvait saisir aucun son.

Un écoulement fétide, noir-jaunâtre et épais, a lieu depuis trois ans par l'oreille gauche, avec des intermittences. La surdité était complète du côté gauche avant cet écoulement; mais, depuis, elle était devenue un peu rémittente. Des maux de tête très-douloureux se font sentir du même côté, et quelquefois il y a des étourdissements avec affaiblissement considérable de la vue; bourdonnement continuel des deux côtés. Du reste, la santé est assez bonne, sauf le nez, où il se forme de temps à autre des croûtes.

Il est essentiel de dire que la mère de ce jeune homme, fille d'un médecin, était également sourde de naissance.

Le 4 décembre 1839, une forte hémospasie fut pratiquée sur une jambe, et, pendant cette opération, qui dura une heure, le bourdonnement disparut des deux côtés; le lendemain, l'ouïe était beaucoup meilleure; l'écoulement fut arrêté. Quatre jours après, il sort de l'oreille gauche du sang noir mêlé de pus fétide. Cet écoulement dure vingt-quatre heures. Deux autres opérations ont eu lieu depuis, et la guérison a été complète. Le malade entend maintenant fort bien, et tout porte à croire que la guérison est radicale. Il n'y a plus d'écoulement, ni de trace de mal aux oreilles.

DEUXIÈME OBSERVATION.

Catarrhe chronique, durant depuis 14 ans. Surdité depuis 35 ans. Guérison après deux opérations.

M. Leroy, tapissier, rue Saint-Denis, 391, âgé de 50 ans, bien constitué, est atteint, depuis quatorze ans, d'un catarrhe chronique qui lui cause une grande oppression. La toux, qui se renouvelle sans cesse, et des crachements abondants, ont produit chez lui un amaigrissement notable, sans cependant le réduire à l'état de marasme.

M. Leroy, désireux de se débarrasser de cette incommode affection, se présente à moi le 10 novembre 1839. Ausculté, il laisse entendre un râle sonore à grosses bulles, dans toute la cavité pectorale; point de fièvre, nul autre symptôme particulier. Je le soumets à une forte hémospasie pelvienne qui diminue de beaucoup la toux, la suffocation et les crachats.

Le 11, nouvelle opération qui enlève entièrement les traces du catarrhe chronique. La toux, les crachats et l'oppression ont disparu. La respiration est longue et facile. La poitrine fait entendre un large bruit de souffle avec encore un peu de râle sonore disséminé.

C'est alors que M. Leroy, tout enchanté de cette guérison subite, me raconta ce qui suit : Étant soldat d'artillerie au camp de Boulogne, son oreille gauche fut fortement frappée par les vibrations de l'air que produisit un coup de canon tiré près de lui. Cette oreille, qui était tournée du côté de l'embouchure du canon, fut, immédiatement après, le siége d'une hémorragie à la suite de laquelle il perdit complétement l'ouïe du même côté. Il est ainsi resté sourd d'une oreille depuis cette époque. Mais, à la suite de la première opération hémospasique, il s'est aperçu qu'il entendait beaucoup mieux du côté malade, et qu'enfin en ce moment il entend également bien des deux côtés.

De sorte que ma médication dérivative l'a complétement débarrassé de deux affections incommodes. La guérison s'est bien maintenue, et le malade a repris ses forces et son embonpoint.

TROISIÈME OBSERVATION.

Surdité incomplète datant de 15 ans, guérison après une seule opération.

Madame Def...., 40, faubourg Montmartre, 40 ans, revendeuse à la toilette, tempérament sanguin, forte, replète, bonne santé habituelle, bien réglée.

Elle était, depuis fort longtemps, atteinte d'oppression et de dyspnée qui l'incommodaient beaucoup et pour lesquelles elle vint réclamer les secours de notre médication. C'est dans ce but qu'elle se présenta à l'institut le 7 janvier 1840.

Elle nous apprit, en outre, que depuis 15 ans elle était affectée d'une surdité incomplète de l'oreille droite. En proie, de ce côté, à des bourdonnements violents qui, parfois, étaient assez forts pour empêcher l'oreille gauche d'entendre, cette malade avait cependant quelquefois l'ouïe meilleure. Du reste, elle n'avait jamais eu la moindre trace de mal aux oreilles, et nous n'avons pu avoir de détails sur la manière dont cette infirmité avait commencé.

Depuis quelques semaines les bourdonnements étaient devenus continuels et plus incommodes qu'à l'ordinaire. C'est dans ces circonstances qu'elle se détermina à employer notre médication.

Le 8 janvier, une hyper-hémospasie pelvienne amena une syncope. La malade se retira sans éprouver de soulagement; mais, au bout de 48 heures, au milieu de la nuit et sans qu'elle s'aperçût de rien, les bourdonnements cessèrent tout à coup, et l'ouïe est devenue, par suite, aussi bonne d'un côté que de l'autre. La guérison s'est maintenue.

QUATRIÈME OBSERVATION.

Surdité incomplète datant de 3 ans; guérison.

Pauline Masson, faubourg Saint-Martin, 82, 6 ans, tempérament lymphatique, santé assez bonne, quoique délicate.

Cette petite malade était devenue sourde, à l'âge de 3 ans, d'une manière insensible, sans maladie. Le seul symptôme remarquable depuis cette époque était une douleur vive aux deux oreilles lorsque la malade se mouchait.

Le 17 janvier 1840, une première hémospasie pelvienne rappela l'ouïe, qui baissa de nouveau au bout de trois jours.

Sept opérations consécutives furent pratiquées ensuite avec un plein succès. L'ouïe devint excellente, et la surdité n'est pas revenue depuis cette époque (1).

(1) Pour démontrer combien les effets de l'hémospasie sont à la fois puissants et variés, je ne puis mieux faire que de citer le fait suivant, qui étonnera autant par sa singularité que parce qu'il est peut-être unique dans la science. M. Leray, 64 ans, rue Saint-André-des-Arcs, 74, ex-chirurgien de la ma-

Ce que j'ai dit précédemment sur la rapidité des résultats qu'on obtient, lorsqu'on traite des maladies ayant pour siége des parties en contact immédiat avec l'atmosphère, trouve ici son application et confirme pleinement la règle que j'ai posée. Rien de beau comme la disparition presque instantanée des angines et même du croup, si terrible jusqu'à ce jour.

Quant à cette dernière affection, elle ne peut être bien traitée que lorsque l'enfant est constamment sous la main du médecin. C'est pourquoi je fais, autant que possible, transporter les jeunes malades chez moi, et ils y demeurent jusqu'à complète guérison, ce qui demande quelques jours, quand on veut se mettre à l'abri des récidives.

Serait-il déraisonnable d'espérer une grande amélioration de la phthisie, pour ne pas dire sa guérison, quand elle est au premier degré? L'hémospasie détruirait les inflammations locales qui entourent les tubercules; ils seraient éliminés non plus par le ramollissement suppuratoire, mais bien par la voie de l'absorption, que la dérivation pneumatique active avec une puissance inconnue jusqu'à ce jour. D'autres appareils, dont je parlerai plus tard, pourraient singulièrement venir en aide à l'hémospasie.

Un effet non moins étonnant de l'action de nos appareils, c'est la rapidité avec laquelle toute la machine vivante, épuisée

rine, affecté, depuis longtemps, d'une surdité incomplète, désira essayer de la médication hémospasique pour tâcher de se débarrasser de cette infirmité. Plusieurs opérations furent faites par lui dans ce but sans aucun succès; mais M. Leray ne tarda pas à s'apercevoir que la pousse de sa barbe s'arrêtait insensiblement par suite de l'action des appareils, de telle sorte qu'il n'était, pendant le traitement, obligé de se raser que tous les cinq à six jours; sa barbe n'était pas plus longue qu'après 48 heures, lorsqu'il n'était point soumis à la dérivation hémospasique.

Ce fait s'est renouvelé depuis sur un paralytique qui s'est soumis au traitement hémospasique avec un plein succès. Ce malade, très-barbu, et qui se rasait trois fois par semaine, conservait pendant 48 heures sa barbe presque imperceptible, et ne la coupait plus qu'une fois tous les huit jours.

par une mauvaise hématose, se restaure quand la liberté de la respiration est rétablie. Cet effet consécutif est prompt, quand on a détruit l'oppression qui tient au catarrhe chronique, à la congestion, à l'engouement passif du poumon. Le médecin est tout surpris de voir, en un mois, au teint livide succéder de belles couleurs, à la maigreur un embonpoint convenable; la vigueur, l'activité remplacer l'apathie, compagne de l'atonie dans laquelle les forces étaient tombées.

Et beaucoup de maladies chroniques qui n'ont pas leur siége dans les organes respiratoires sont guéries non-seulement parce que l'hémospasie les a révulsées et mécaniquement entraînées, mais encore parce qu'elle a activé la respiration, consécutivement enrichi le sang, et donné à toute l'économie une nouvelle vie, qui se répand dans ses organes avec des fluides plus animalisés.

ESQUINANCIE.

PREMIÈRE OBSERVATION.

Angine tonsillaire aiguë, quatrième récidive, traitée sans résultat par les antiphlogistiques. Guérison après deux opérations hémospasiques.

Madame de Fuizeaux, femme du président de la société des sciences, arts et lettres du Hainaut, 27 ans, logée rue et hôtel Bergère, constitution lymphatique, fut prise, le 17 août 1839, pour la quatrième fois depuis un mois, d'une amygdalite double avec réaction générale. Le traitement antiphlogistique avait été employé avec énergie les trois premières fois; mais le docteur Henry, qui donnait ses soins à la malade, ne voulut pas en faire usage plus longtemps et me fit appeler. Nous remarquâmes qu'il y avait une ulcération à l'amygdale gauche. Une hémospasie pelvienne assez énergique produisit une syncope au bout d'une demi-heure. Quand la malade fut revenue à elle-même, on continua l'opération, qui dura une heure. Un soulagement considérable en fut la suite. Il restait cependant encore une douleur à l'amygdale gauche ; aussi une seconde opération fut faite à douze heures de distance de la première. La malade fut radicalement guérie après cette seconde séance. Les amygdales, inspectées, étaient en partie dégonflées et pâlies. L'ulcération qui occupait un point étroit ne tarda pas à se cicatriser. Tout rentra dans les conditions normales, et la guérison se maintint.

DEUXIÈME OBSERVATION.

Esquinancie. Traitement antiphlogistique sans amélioration. Guérison instantanée après une application hémospasique.

M. Romain, 38 ans, capitaine de vaisseau, cité Bergère, 7, tempérament sanguin, constitution athlétique, fut atteint, au mois de novembre 1839, d'une esquinancie violente, avec gonflement du cou et principalement de la région parotidienne, le gonflement étant plus prononcé à droite qu'à gauche. Le docteur Henri Saint-Arnould employa le traitement antiphlogistique dans toute son énergie : sangsues, saignées générales, cataplasmes, diète, tout fut mis en œuvre, sans qu'on pût obtenir un soulagement sensible. Au bout de trois jours, M. Henri Saint-Arnould m'appelle pour appliquer au malade mes appareils. Je le trouve très-agité, avec fièvre; dyspnée considérable; la déglutition est impossible ; la douleur et l'agitation du patient rendent l'inspection des amygdales impossible ; d'ailleurs le malade ne peut entr'ouvrir la bouche, à cause du trismus de tous les muscles de la mâchoire. A dix heures du matin, je pratique une opération hémospasique pelvienne assez énergique. Pendant l'application, le malade est encore agité à cause du picotement produit par le vide sur le membre ; mais le soulagement est tellement prompt, qu'après l'opération il ne sent plus rien à la gorge, sort à midi et vaque à ses affaires.

Le mal n'a pas reparu ; le dégorgement du cou a été rapide. M. Romain, qui fait le sujet de l'observation précédente, enchanté du succès obtenu sur lui, amena chez moi, au commencement de janvier 1840, un officier de dragons atteint aussi d'une esquinancie fort incommode, mais sans réaction générale. Une seule opération hémospasique pelvienne fut pratiquée sur ce malade, qui, pendant l'application, sentit graduellement le mal s'en aller et disparaître tout à fait. La guérison fut tellement prompte, que cet officier ne put s'empêcher de témoigner son étonnement; aussi disait-il en sortant : Qu'est donc devenu mon mal de gorge?

Bien que ces résultats paraisssent étonnants, ils ne le sont point pour le médecin accoutumé à la révulsion hémospasique, parce qu'il trouve la théorie entièrement d'accord avec les faits. C'est parce que les amygdales sont à la périphérie, et par conséquent en contact immédiat avec l'atmosphère, que les résultats sont si prompts. J'ai traité beaucoup d'angines inflammatoires, et j'ai souvent réussi à les éteindre presque instantanément.

CROUP.

Les observations suivantes, qui ont trait au croup, sont autrement brillantes, et militent bien plus encore en faveur d'une méthode qui rend le médecin maître de la circulation, et par conséquent des phénomènes de l'irritation, qui puisent leur force dans les conditions anormales auxquelles ils soumettent les mouvements circulatoires.

PREMIÈRE OBSERVATION DE CROUP.

Croup, vomissement de fausses membranes. Guérison en 24 heures, après trois hémospasies pelviennes.

Gautier (Remy), âgé de 10 ans et demi, rue de Charenton, 106, d'une complexion délicate, fut atteint, il y a deux ans, d'une affection intestinale qui dura six mois.

Le 14 octobre dernier, il fut pris tout à coup de fièvre intense avec gêne de la respiration et toux croupale. Le docteur Bérard, appelé le 15, lui fit appliquer dix sangsues au-dessous du corps thyroïde ; puis, le même jour, après l'évacuation sanguine, on lui administra un vomitif. Le malade se trouva bien de cette médication, et une amélioration sensible eut lieu le 16 et le 17; mais, dans la soirée du 18, la toux croupale revint de nouveau avec intensité, et le malade faillit étouffer pendant la nuit. Le 19 au matin, on lui fit prendre 12 grains d'ipécacuana et 1 grain de tartre stibié. Dans les efforts de vomissement, le patient rendit un tuyau membraneux d'un pouce de longueur environ, qui fut malheureusement jeté par les parents. Un soulagement qui dura deux heures suivit les vomissements; au bout de ce temps les symptômes ayant reparu, on se décida à faire appliquer les appareils hémospasiques. Je me rendis aussitôt chez le malade; la respiration était anxieuse, tous les muscles respiratoires se contractaient avec énergie et spasmodiquement, la voix était rauque, la toux ressemblait au chant du coq; le pouls faible, mais fréquent, la peau chaude et sèche, soif, agitation moyenne, abattement. Une première opération eut lieu à sept heures du soir, elle fut double et dura vingt minutes pour chaque jambe; le lendemain 20, à sept heures du matin, une seconde opération fut faite également double et de 40 minutes à chaque jambe; le soulagement qui suivit ces deux applications fut tel que MM. Trousseau et Trélat, qui avaient été appelés, trouvèrent, le 21 au matin, l'enfant guéri et se livrant aux jeux de son âge. Depuis ce moment la santé s'est très-bien maintenue.

DEUXIÈME OBSERVATION.

Croup. Application de l'hémospasie quand la suffocation est imminente. Soulagement rapide. Trachéotomie. Guérison après l'extraction d'une fausse membrane.

Le docteur Bérard traitait, depuis quatre jours, le jeune Hézeau, rue Saint-Sébastien, 10, atteint du croup. Cet enfant, âgé de 7 ans, délicat, n'avait éprouvé aucun soulagement malgré l'application de nombreuses sangsues au cou, l'emploi des vomitifs et les révulsions sur le tube intestinal et aux extrémités inférieures. Il me fit appeler le 15 novembre 1839.

L'enfant était très-oppressé; la respiration sibilante: tous les muscles du cou et de la poitrine se contractaient avec une énergie extrême pour faciliter l'entrée de l'air dans les poumons par l'agrandissement de la cavité pectorale. La toux était rauque, la voix éteinte, les extrémités froides, le pouls faible. La suffocation était imminente.

Hémospasie pelvienne simple, durant une demi-heure. La respiration devient plus facile, le pouls se relève un peu, la voix est plus forte. J'évite la syncope à cause de la prostration dans laquelle est le malade.

Dans le courant de la journée, il y a une légère réaction. Le soir, nouvelle hémospasie pelvienne simple. La respiration, la toux, la voix, tout s'améliore. La nuit est assez bonne, mais des symptômes alarmants de suffocation exigent, le lendemain matin, une nouvelle hémospasie pelvienne qui donne du soulagement.

Cependant la gêne extrême de la respiration, le timbre de la voix et l'ensemble des symptômes, tout annonce la présence d'une fausse membrane produisant l'occlusion des voies aériennes.

Le professeur Trousseau pratique l'opération de la trachéotomie, et le petit malade rend, par l'ouverture artificielle, une fausse membrane épaisse, longue de deux pouces, qui tapissait le larynx et les bronches, et qui, même, laisse voir quelques ramifications. Il m'a dit n'avoir jamais vu de fausse membrane aussi complète, et garde cette curieuse pièce pathologique, qui a plus de deux pouces de long.

L'enfant guérit complétement.

Un mois après il succombe à une fièvre scarlatine ou à une rougeole, d'après ce que me dit M. le professeur Trousseau.

Ici, l'hémospasie a éteint l'inflammation, a facilité l'expulsion de la fausse membrane, dont les adhérences ont été moins fortes et a procuré la fin heureuse d'une opération (la trachéotomie) qui ne réussit presque jamais.

Les réactions auxquelles sont sujets les enfants atteints du croup et traités par l'hémospasie sont telles, souvent, que je regarde comme d'une urgente nécessité de ne pas perdre de vue les sujets soumis à ce mode héroïque de traitement, afin de suivre pas à pas la marche de la réaction et de la combattre aussitôt qu'elle apparaît.

C'est parce que j'ai toujours opéré trop tard, à cause de la distance qui me séparait de la malade, que j'ai perdu une jeune enfant atteinte du croup et demeurant place Royale, 11, au Marais. La réaction n'a point été surveillée, les opérations n'ont pas été assez multipliées, et le résultat a été funeste. L'observation suivante nous montre, au contraire, avec quelle facilité on peut dominer cette grave affection, quand on ne perd pas un instant les malades de vue.

TROISIÈME OBSERVATION.

Croup. On applique, dès l'invasion, les appareils hémospasiques; guérison presque instantanée.

Jules Perrot, 4 ans, bien constitué, demeurant aux Batignolles, rue Fortin, 15, fut pris, le 24 décembre 1839, d'une toux violente répétée, accompagnée d'une grande accélération du pouls. Cet enfant avait joué, toute la matinée, dans une cour humide et non pavée. Quelques heures après l'invasion, la toux devint rauque, suffocante, semblable au chant d'un coq; la parole prit le même caractère et devint presque impossible. La respiration était anxieuse, avec grande contraction des muscles du cou et de la poitrine; il y avait menace de suffocation. M. Perrot, père d'une nombreuse famille, ayant déjà perdu un enfant du croup, ne méconnut point le caractère formidable des accidents, et se hâta de m'apporter le jeune malade.

Il me fut facile de diagnostiquer le croup à sa période d'invasion. Le père consentit à laisser l'enfant à demeure chez moi. Il était une heure, et la maladie avait débuté sur les neuf heures.

Hémospasie pelvienne pendant une demi-heure. La respiration devient évidemment plus facile; la toux, presque calmée, perd son timbre rauque; la voix est plus claire; la peau devient plus fraîche; le pouls est moins fréquent; l'enfant joue avec des objets qu'on lui présente; il paraît guéri; le reste de la journée se passe bien.

Dans la soirée, la toux revient, mais moins rauque, quoique ressemblant encore au chant du coq; la voix se voile; la respiration devient moins facile; il est évident que le croup se déclare de nouveau.

Hémospasie pelvienne qui fait disparaître tous les symptômes; la nuit est bonne.

Le 25 au matin, l'enfant est gai, bien portant, mais il tousse encore et sa voix est voilée.

Hémospasie pelvienne qui enlève toute trace de mal.

La journée est excellente; je pratique, le soir, une nouvelle hémospasie.

Le 26 au matin, madame Perrot vient chercher son fils, auquel, par précaution, je fais une nouvelle application des appareils. L'enfant retourne aux Batignolles sans avoir été affaibli, sans convalescence et sans qu'on puisse soupçonner la grave maladie dont il a été atteint. La santé s'est bien maintenue.

HÉMOPTYSIE.

Ce serait ici le lieu de dire quelques mots sur les effets de l'hémospasie appliquée à la phthisie: nous l'avons vue quelquefois, rétablissant pour un moment l'harmonie des fonctions avec l'équilibre de répartition des fluides, diminuer les étouffements et calmer l'ardeur fébrile qui tourmente les malades. Les phthisiques, notablement soulagés pendant un temps plus ou moins long, revenaient avec amour à l'hémospasie, qui leur procurait un bien-être extraordinaire, et ne l'abandonnaient que dans les derniers jours de leur fatale maladie.

D'une autre part, nous avons souvent rencontré des phthisiques rebelles à l'action hémospasique, bien qu'ils ne fussent point arrivés à la dernière période de leur terrible maladie. Nous pensons avoir trouvé la cause de ces effets différents, mais nous ne croyons pas que le moment soit venu d'émettre des doctrines qui ont besoin de la sanction de l'expérience, et qui reposent sur un nombre de faits encore trop peu considérable.

PREMIÈRE OBSERVATION.

Hémoptysie. Le crachement de sang qui durait depuis 4 mois est instantanément arrêté par une double hémospasie brachiale.

Madame Gambard, âgée de 68 ans, tempérament nerveux, constitution sèche, habituellement bien portante, remarquable par son activité et par son esprit, se livrait, avec une grande ardeur, à la propagation de la belle théorie sociétaire de Charles Fourier. La vie singulièrement active que menait madame Gambard avait produit chez elle une grande irritation de la poitrine avec crachement de sang, qui durait depuis 4 mois, quand elle vint demander mes soins en novembre 1839. La poitrine auscultée laissait entendre une respiration normale, avec râle à petites bulles. Les crachats, fréquents, étaient rouges, et quelquefois constitués par du sang pur. Pas de fièvre.

Je pratiquai une double hémospasie brachiale. La malade, douée d'une grande énergie morale, soutint l'action des appareils, qui furent maintenus pendant 40 minutes à un abaissement d'un quart d'atmosphère, abaissement énorme pour les bras, qui sont bien plus sensibles que les membres inférieurs; nous n'eûmes ni affaiblissement ni syncope. Les bras, retirés des cylindres, étaient doublés de volume, bleu ardoise et d'une dureté métallique. Le crachement du sang fut arrêté et ne s'est pas renouvelé, bien que madame Gambard n'ait rien changé à ses habitudes de propagande et de dévouement.

DEUXIÈME OBSERVATION.

Hémoptysie. Le crachement du sang est arrêté par une seule hémospasie pelvienne.

M. Alexandre, âgé de 30 ans, commis chez M. Grison, rue

Salle-au-Comte, constitution nerveuse et lymphatique, avait eu, à différentes époques et depuis nombre d'années, des hémoptysies opiniâtres, et pendant lesquelles il rendait le sang à pleine bouche ; cependant, si on veut l'en croire, il n'en aurait jamais craché de pur. Appelé près de lui par le docteur Cisset, l'auscultation nous laisse entendre, au sommet du poumon gauche, un souffle très-intense qui nous fait soupçonner l'existence d'une caverne ; au sommet du poumon droit, il y a aussi du souffle, mais moins qu'à gauche. La poitrine est très-sonore. Un râle à grosses bulles se fait entendre dans presque toutes les ramifications bronchiques. Les crachats, larges, liquides, très-fréquents, sont constitués par du sang presque pur, peu écumeux. Depuis trois jours ces crachements sont à peu près continuels et très-abondants.

Une opération hémospasique pelvienne faite avec une diminution de 0m,17 cent. barométriques amena la syncope au bout d'une demi-heure. Après un quart d'heure de repos, l'application fut continuée et amena une seconde syncope à la suite de laquelle l'hémospasie fut terminée.

Dès lors, l'hémorrágie fut arrêtée, et l'on n'entendait plus qu'un râle à bulles moyennes, qui finit par s'éteindre. Je désirais renouveler l'opération après vingt-quatre heures, mais le docteur Cisset la jugea inutile. La position du malade s'est beaucoup améliorée et je ne sache pas qu'il ait de nouveau craché le sang.

Du reste, la nature du mal nous fait craindre une ou plusieurs rechutes, mais qui seraient de beaucoup éloignées par des hémospasies pratiquées quand le sujet est en bonne santé ; et c'est en usant de cette précaution souveraine que nous pourrions éloigner le moment fatal où la phthisie s'empare des malades et marche pour ne plus désormais s'arrêter.

Les phthisiques même avérés, à quelque degré que soit arrivé le mal, éprouvent un immense soulagement par l'hémospasie, qui dégage les poumons, et calme les inflammations locales que fait naître chaque tubercule arrivé au moment de sa fonte purulente.

J'ai prolongé ainsi l'existence de malheureux poitrinaires qui, tous les jours, attendaient avec impatience le moment où j'ébranlerais et détournerais la circulation pathologique dont le centre est dans les poumons tuberculeux. J'ai aussi ranimé les forces en rendant la respiration plus facile, et j'ai de beaucoup éloigné la mort de ces malades nécessairement incurables.

CATARRHE CHRONIQUE DES BRONCHES.

Il n'est point de maladie chronique qui cède à l'action de l'hémospasie plus facilement que ne le fait le catarrhe chronique. Quelle que soit l'ancienneté de l'affection morbide, si les désordres des bronches ne sont point avec lésions organiques graves, les symptômes ne tardent pas à disparaître, et la guérison est d'autant plus rapide que l'irritation est moins grande. Elle est quelquefois instantanée quand le flux tient non point à une irritation, mais à une congestion chronique, produit de l'habitude fluxionnaire du sang sur les poumons. Le catarrhe a pour principal effet une viciation de l'hématose qui se trouve amoindrie, et l'organisation ne tarde pas à ressentir le contre-coup de cette incomplète oxygénation du sang, les malades étant profondément modifiés dans tout leur être. L'hémospasie obtient un effet consécutif digne de remarque. Aussitôt que la congestion a été détruite, le sang, mieux oxygéné, porte dans tout l'organisme une excitation qui rend au malade les forces, la santé, et qui le met dans de nouvelles conditions vitales.

PREMIÈRE OBSERVATION.

Catarrhe chronique.

Madame veuve Chenet, rue du Sentier, 47 ans, était, depuis plusieurs années, affectée d'un catarrhe chronique très-fatigant; cette affection l'avait beaucoup amaigrie, et toutes ses fonctions en avaient ressenti un fâcheux contre-coup. La digestion languissait, et cette malade était minée par une lente consomption. Le 22 novembre, elle vint me trouver pour se soumettre au traitement hémospasique; cinq applications pelviennes eurent lieu à vingt-quatre heures de distance les unes des autres : la malade n'en éprouva point de soulagement immédiat, aussi ne voulut-elle pas continuer cette médication. Cependant, aussitôt après, un mieux sensible se déclara et continua progressivement, de telle sorte qu'en peu de temps la malade vit disparaître ses souffrances; son embonpoint revint, et toutes les fonctions reprirent leur activité. La guérison radicale ne s'est pas démentie depuis cette époque.

L'amélioration ne s'est pas fait sentir de suite, parce qu'il fallait que l'hématose, devenue plus facile, plus complète, rendît au sang toutes ses qualités vitales. On n'a donc pas obtenu, comme dans le croup, dans les angines, un résultat immédiat. Il a fallu ici une modification lente de l'économie, modification qui a commencé par la respiration, c'est-à-dire par l'hématose, qui s'est irradiée sur les actes digestifs rendus plus énergiques, et de là a étendu sa bienfaisante influence sur toutes les fonctions de la chimie vivante. Or ces résultats consécutifs, ces succès par contre-coup, moins brillants que les cures soudaines, sont au moins aussi précieux à cause de l'impuissance presque constante dans laquelle on s'est trouvé, jusqu'à ce jour, de les provoquer. Cet ébranlement profond et sans danger, imprimé à toute l'économie, nous permettra de modifier puissamment des habitudes morbides que les maladies chroniques ont implantées dans l'organisme, et, souvent, modifier, ce sera guérir.

DEUXIÈME OBSERVATION.

Catarrhe chronique des bronches. Guérison après trois hémospasies pelviennes.

M. Radigue Michel, nourrisseur, faubourg Saint-Denis, 123, âgé de 47 ans, bien constitué, tempérament sanguin bilieux, est, depuis cinq ans, affecté d'un catarrhe chronique qui l'a beaucoup affaibli et qui le tourmente, les nuits, par une toux opiniâtre. Les crachats sont abondants, constitués par un mucus filant mêlé de bulles d'air. Il y a une oppression habituelle qui gêne beaucoup le malade. On entend, dans la poitrine, un râle sonore à grosses bulles plus remarquable au sommet des deux poumons. Le pouls est assez fréquent, bien que le malade soit sans fièvre. La santé générale est affaiblie.

19 mars 1840, hémospasie pelvienne. Les crachats sont presque supprimés; la toux a disparu; la nuit est bonne; l'oppression est diminuée.

21, nouvelle hémospasie; le catarrhe disparaît; il reste un râle sonore sec dans quelques bronches; le malade éprouve un bien-être extraordinaire.

On fait, dans la huitaine, une troisième hémospasie, et tout annonce la guérison radicale du catarrhe. M. Radigue reprend rapidement ses forces.

TROISIÈME OBSERVATION.

Catarrhe chronique des bronches. La vue, qui était affaiblie depuis 10 ans, est instantanément rétablie. Guérison rapide du catarrhe.

Madame Neveu, tenant un restaurant, rue Neuve-Chabrol, 9, grasse, sanguine, âgée de 50 à 60 ans, bien constituée, est tourmentée, depuis un grand nombre d'années, d'un catarrhe des bronches qui lui cause une grande oppression, et qui est acompagné d'une toux fréquente. Elle crache une grande quantité de mucosités filantes mêlées de quelques bulles d'air. Cet état est accompagné d'étourdissements qui se manifestent de temps à autre. On entend dans la poitrine un râle sonore grave, intermittent dans quelques parties; la respiration est courte, et les poumons sont perméables également dans toutes leurs parties. Sauf ce catarrhe, la santé est assez bonne. Depuis 10 ans, la malade ne peut lire et écrire qu'avec des lunettes, et ses yeux ne portent les traces d'aucune congestion interne ou externe.

Dans le courant du mois de février 1840, on soumet madame Neveu à quelques hémospasies pelviennes qui lui réussissent comme aux autres malades, et qui nous amènent, en outre, un singulier résultat; dès la première opération, la malade abandonne l'usage des lunettes, qui lui deviennent complétement inutiles, et la vue reprend la puissance qu'elle avait quand madame Neveu était jeune. Les étourdissements et le catarrhe n'ont pas reparu.

COQUELUCHE.

OBSERVATION.

Toux convulsive durant depuis trois semaines. Une première hémospasie l'éteint pendant douze heures. Guérison après une seconde application.

Léonie Réville, rue Montmartre, 154, âgée de 3 ans et demi, brune, forte, bien constituée, avait joui, jusqu'au mois d'août 1839, d'une excellente santé. Elle fut prise, vers le 15 de ce mois, d'une coqueluche qui ne tarda pas à revêtir un caractère assez grave, et qui donna bientôt naissance à une toux convulsive qui revenait toutes les dix minutes. Après chaque quinte, il y avait vomissement de mucus filant venant évidemment des voies aériennes, qui faisaient entendre un râle muqueux sonore et à grosses bulles, à peu près uniformément répandu dans toute la cavité thoracique. Malgré cette toux qui allait presque jusqu'à la suffocation, la jeune Léonie jouissait encore d'une assez bonne santé, se livrait aux jeux de son âge, et restait presque constamment exposée à un double courant d'air dans la cour de la maison dont ses parents sont les concierges.

5 septembre 1839, trois semaines après l'invasion du mal, qui est encore violent, hémospasie sur une jambe, commencée à huit heures du matin, et continuée pendant dix minutes. J'abaisse la pression d'un septième d'atmosphère.

Le membre sort de l'appareil, rouge, durci, notablement tuméfié. La toux cesse complétement.

Dans la soirée, elle revient, mais faible, sans convulsions et à de longs intervalles.

A neuf heures du soir, hémospasie sur la jambe qui n'a point été opérée ; mais l'enfant, d'un caractère volontaire, emporté, crie, se débat ; l'opération est presque nulle. Cependant, à partir de cette époque, les accès s'éloignent et s'affaiblissent de plus en plus, malgré les imprudences de la jeune malade, qui s'expose à la pluie, aux courants d'air froid sous une porte cochère ; la coqueluche disparaît définitivement en six ou huit jours. La santé s'est bien maintenue depuis cette époque.

CARDITE.

OBSERVATION.

Cardite chronique avec hydropisie du péricarde. Disparition de l'hydropisie après quelques hémospasies sur un seul bras.

Le docteur Cisset traitait, depuis deux mois, une jeune femme, madame Joannes, âgée de 26 ans, atteinte d'une inflammation du cœur compliquée d'hydropéricarde. La région du cœur auscultée laissait entendre, dans le lointain, les pulsations du cœur, vives, désordonnées et convulsives. La percussion dévoilait une matité occupant toute la région précordiale dans une étendue de 6 pouces de diamètre ; une douleur violente, s'irradiant jusque sous l'omoplate du côté gauche, n'était apaisée que par la pression ménagée de cette région. MM. Marjolin, Cisset, un médecin de Jouy et moi, ayant vu séparément la malade, nous étions d'accord sur la présence d'un liquide épanché dans le péricarde. La poitrine auscultée ne laissait entendre aucun bruit anormal, les paupières et les lèvres étaient infiltrées ainsi que les membres abdominaux. Assise sur un canapé depuis cinq jours, et ne pouvant ni se coucher ni dormir, cette dame était dans la position la plus déplorable. Le traitement antiphlogistique avait été employé dans toute sa sévérité, ainsi que les préparations de digitale, les révulsifs sur la peau et sur le tube digestif, sans aucun succès.

C'est alors que le docteur Cisset me fit appeler. L'infiltration des jambes fit que nous ne pûmes agir que sur les bras, ce qui nous contraria vivement, attendu que la malade n'était plus menstruée depuis plusieurs mois.

De plus, les douleurs qu'elle éprouvait du côté gauche ne laissèrent à ma disposition que le bras droit. Une diminution de pression de 4 à 5 pouces, maintenue pendant une heure sur ce membre, le gonfla par l'accumulation des fluides de telle sorte que, lorsqu'il fut retiré de l'appareil, il ressemblait à une bouteille dont le col aurait été formé par la partie supérieure du bras. Des fluides blancs constituaient tout ce gonflement.

Dès le début de l'opération, la respiration était devenue plus facile, la douleur précordiale avait disparu, et les battements du cœur, quoique toujours irréguliers, avaient diminué d'intensité et de fréquence. Une syncope avait terminé l'opération.

La nuit fut bonne ; la malade put goûter un peu de repos et poser ses jambes sur le canapé, mais non encore se coucher. Le lendemain, une nouvelle application eut lieu avec le même résultat. L'auscultation de la région précordiale laisse entendre les battements du cœur plus distinctement, et on perçoit de plus un bruit de soufflet. La percussion limite à 4 pouces de diamètre la matité, qui, la veille, en avait 6. Une troisième application hémospasique procure un tel soulagement que la malade se lève et parcourt la maison, annonçant partout ce qu'elle appelle sa guérison. Elle se couche et peut dormir dans toutes les positions. Toute trace de liquide a disparu dans le péricarde. Les battements du cœur, sans devenir réguliers, peuvent être comptés. Nous pouvons, désormais, agir sur les deux bras.

Cependant, après onze opérations qui avaient amené un mieux inespéré, la malade ne veut suivre aucune prescription. Par suite d'écarts de régime, les voies digestives sont atteintes d'inflammation. Les forces s'affaissent, et nous ne songeons plus à de nouvelles applications de nos appareils qui auraient pu amener une syncope mortelle.

Nous n'avons pas revu cette dame ; mais nous avons appris que les symptômes se sont assez amendés pour la laisser vivre encore quelques mois, tandis que nous avions pensé être à la veille ou à la surveille de sa mort quand nous l'avions opérée pour la première fois.

AMÉNORRHÉE.

Selon le docteur Négrier, d'Angers, les règles sont produites par la rupture d'une cellule ovarique donnant passage à l'ovule, et par la turgescence sanguine de l'utérus et des trompes de Fallope. Ce travail, qui est tout actif, exige une certaine surexcitation des organes génitaux, ce qui nous explique l'absence des menstrues chez des jeunes filles mal constituées, dont les organes sont désharmonisés. Nous sommes amenés naturellement à distinguer deux espèces d'aménorrhée, l'une organique ou constitutionnelle, fléau des jeunes filles, conséquence de leur mauvaise organisation, et bien plus difficile à guérir que la seconde espèce d'aménorrhée que nous appelons accidentelle, et qui, le plus souvent, est produite par un refroidissement, par une vive affection morale ou par toute autre cause analogue.

Pour guérir l'aménorrhée constitutionnelle, il faut, le plus souvent, commencer par modifier profondément l'organisation. L'aménorrhée n'est ici qu'un symptôme; mais les médecins en connaissent l'effrayante gravité quand elle résiste à leurs efforts. Comme elle tient le plus souvent à un vice profond de l'organisme, que le cœur et les poumons ne fonctionnent plus avec une parfaite régularité (circonstance à laquelle on doit la viciation de l'hématose, et par suite celle de nos humeurs), les malades ne tardent pas à être marquées d'un cachet fatal, ce qui confirme en partie l'aphorisme du médecin de Cos: *Propter uterum, mulier id est quod est.*

La plus ou moins grande régularité des fonctions de l'utérus est donc le baromètre le plus certain de la santé des femmes; frappées là, elles sont blessées au cœur, et si le médecin ne parvient pas à rétablir la menstruation, les malades combattent avec la mort dans un duel inégal.

Nous ne voulons point ici traiter cette matière *ex professo;* les appareils hémospasiques laissent encore trop à désirer, les modifications de l'organisme sont encore trop impuissantes, pour que le moment soit venu d'exposer complétement notre manière de voir, et pour que nous laissions percer l'espoir que nous avons conçu de traiter avec un grand succès les femmes et les jeunes filles douées de cette misérable constitution qui nous fait rencontrer si fréquemment l'aménorrhée organique

L'hémospasie des membres inférieurs, étudiée sur les femmes ordinairement bien réglées, produit des effets dignes de remarque; souvent elle avance l'apparition des menstrues de huit, dix et quinze jours, et même il n'est pas rare que le sang apparaisse pendant que les membres inférieurs sont soumis au vide.

L'hémospasie pelvienne devrait donc être regardée comme un emménagogue d'une puissance peu commune, si elle ne produisait souvent un effet tout contraire, car elle retarde, amoindrit, supprime même les règles, et des malades aménorrhiques cherchent en vain la fin de leurs maux dans le déplacement du sang transporté aux membres inférieurs. Il faut donc que, dans certains cas, un vide même léger agisse avec une telle intensité, que le sang, commettant une véritable erreur de lieu, se précipite dans le membre hémospasié au lieu de se porter sur les organes génitaux. On doit attribuer cet effet à un manque d'équilibre entre la force qui attire le sang dans les membres inférieurs et celle qui tend à le fixer sur les organes génitaux. Peut-on mesurer *à priori* cette dernière puissance? Jusqu'à présent, non, et nul symptôme constant ne s'est élevé pour nous éclairer comme un phare lumineux au milieu des ténèbres qui nous environnent. Peut-on trouver un moyen de donner l'avantage non à la force qui attire le sang dans les membres inférieurs, mais bien à celle qui devrait le fixer sur les organes génitaux? Oui, la chose nous paraît certaine, et dans notre prochain ouvrage nous exposerons le mécanisme de l'appareil et sa manière d'agir sur les organes de la génération. Nous avons vu l'hémospasie, appliquée avec énergie et persévérance tous les jours et pendant cinq et six mois, ne produire aucune modification dans les menstrues, qui n'ont été ni avancées ni retardées et qui n'ont subi aucun changement quant à leur quantité.

Des femmes qui ne se croyaient pas enceintes, des jeunes filles qui l'étaient, et que rien ne prouvait devoir être dans cette position, soumises itérativement à l'hémospasie pelvienne, n'ont éprouvé aucun effet désastreux, et nous sommes amenés à n'attribuer aucune puissance abortive aux appareils hémospasiques. De pareils résultats nous démontrent l'inanité de toutes ces idées préconçues qui se jettent au travers de la science pour retarder sa marche en substituant l'erreur théorique à la vérité expérimentale.

Nous pourrions, dès aujourd'hui, citer un grand nombre d'observations, mais elles seraient présentées sans méthode, parce que nous ne nous sommes pas encore rendu un compte suffisant des effets variés et même opposés que l'hémospasie a produits, étant appliquée au traitement de l'aménorrhée constitutionnelle ou accidentelle. A notre avis, il vaut mieux ajourner. L'observation suivante présente un double intérêt, et c'est à ce titre que je la consigne dans cet opuscule.

OBSERVATION.

Aménorrhée datant de trois mois; guérison après quatre opérations.

Madame Fringault, 26 ans, rue du Plâtre, bien constituée, était atteinte d'une suppression de règles depuis le mois de mai, sans avoir aucun motif pour l'attribuer à une grossesse. Lorsqu'elle se présenta à moi le 20 août 1839, je lui trouvai la figure notablement injectée et très-rouge. Elle me raconta que depuis un mois environ elle éprouvait des hallucinations avec douleurs de tête violentes, et que même il y a quinze jours elle avait complétement perdu la raison. Cela avait peu duré, à la vérité, mais elle était encore tourmentée par ces mêmes hallucinations. En même temps elle avait quelques symptômes de rhumatisme aux mains, dont les doigts étaient douloureux et gonflés aux articulations phalangiennes.

Je lui fis quatre applications hémospasiques pelviennes à

vingt-quatre heures de distance les unes des autres. A chaque fois, pendant l'opération, les douleurs rhumatismales cessèrent pour ne revenir que faiblement le lendemain. Quant aux hallucinations, elles disparurent complétement et les règles revinrent, mais plus abondantes que dans l'état normal. La teinte rouge de la figure cessa pour faire place à un teint moins coloré.

Je conseillai quelques bains de vapeur pour dissiper complétement ou empêcher de revenir les douleurs rhumatismales, et je recommandai à la malade de revenir si de nouveaux phénomènes se manifestaient. Je ne l'ai pas revue depuis.

Nous terminons ce mémoire sans que notre tâche soit finie, puisque nous pourrions, dès maintenant, attaquer diverses questions et laisser entrevoir des aperçus pleins d'intérêt. Les maladies congestionnaires des organes abdominaux offrent, entre autres, un vaste champ à notre exploration ; mais l'étude de l'hémospasie appliquée à ces affections n'est pas assez complète aujourd'hui pour qu'on puisse recueillir quelque fruit de son exposition anticipée ; elle nous montrera, du reste, qu'on ne doit pas, en médecine, se fier avec trop d'abandon à des analogies séduisantes ; car, en suivant cette voie, nous avons marché d'erreur en erreur, et, si nous n'entrons pas aujourd'hui dans le cœur de la question, c'est parce que trop d'obscurité nous entoure encore pour que nous puissions aujourd'hui traiter avec quelque avantage ce point capital de la pathologie. Laissons donc à l'avenir ce que l'avenir seul peut connaître, et ne nous hâtons pas de semer de nouvelles erreurs dans le champ de la science, qui devrait être uniquement livré à la culture de la vérité.

FIN.

www.ingramcontent.com/pod-product-compliance
Lightning Source LLC
Chambersburg PA
CBHW071218200326
41519CB00018B/5587

* 9 7 8 2 0 1 9 5 3 5 6 5 0 *